危機を乗り越える
マインドフルネス

藤井英雄

みらい PUBLISHING

はじめに

変わり果てたこの世界にて

ダイヤモンドプリンセス号が2020年2月3日に横浜に到着して以来、日本中がコロナ一色に染まりました。徐々に増えて行く感染者数や死亡者数をみて4月7日に政府は緊急事態宣言を発表し、オリンピックは延期となり、大相撲や高校野球も中止となりました。数々のイベントは自粛要請をうけて延期や中止となり、テーマパークは閉鎖され、旅行業界や宿泊業界は大打撃をうけました。かく言う私もマインドフルネスの講演会やセミナーを自粛し、延期や中止を余儀なくされました。

私は精神科医の藤井英雄と申します。自らのネガティブ癖をマインドフルネスで克服した経験をもとにマインドフルネスの指導や情報発信をしています。withコロナの世界で苦しむ人たちを見てマインドフルネスで不安や恐怖、怒りをやわらげていただきたいとこの本を書きました。

コロナの影響は多岐にわたります。不安が不安を呼び、人々はマスクやトイレットペーパーを求めてスーパーやドラッグストアに殺到し、あっという間に店頭から消えてしまいました。

コロナに感染したらどうしよう！　その不安はあっという間に日本中を席巻しました。不安やうつに苦しむ人たちはメンタルクリニックや心療内科、精神科の門をたたきました。しかしその人たちを救うはずの病院もまた、院内感染の危険から逃れることはできません。発熱した人や危険地帯から来た人の診療には及び腰となりました。

感染して発病することも不安ですが、さらに職場や学校、地域の人たちにうつしてしまったら迷惑がかかるという不安もまた深刻です。例年であれば家族が顔を合わせるゴールデンウィークにも、感染の危険から帰郷を見合わせる人たちも多かったのです。

大多数が自粛する中、店を開かざるを得ない人たちもいました。店や会社をつぶせば従業員を路頭に迷わせることになる！　感染拡大と経済危機のはざまに多くの人がギリギリの決断を迫られました。

正義感と義憤から開店している店に嫌がらせをする人も出て、「自粛警察」「コロナ自警団」なる言葉まで生まれました。さらには病院で勤務する者を忌避するという事態まで発生しています。

たった数か月の間に感染の危険とともに不安と恐怖と猜疑心、そして怒りがまん延し、私たちはなすすべもなく振り回されてしまいました。5月25日に緊急事態宣言は解除されましたが、その後も東京都など大都市ではじわじわと感染者が発生しています。スペイン風邪がそうであったように秋ごろには第2派が来るのではないかとささやかれています。私たちは平和だった時代に戻れるのでしょうか?

恐れか、愛か。with コロナの生き方

残念ながら世界からコロナウイルスがなくなることはないでしょう。ま

た、コロナ以外の未知のウイルスが私たちを襲って来るかもしれません。私たちはwithコロナの世界に生きて行くほかはないのです。では、今後も不安と恐怖と猜疑心、そして怒りなどのネガティブ感情にとらわれて生きて行かざるを得ないのでしょうか？　このような世界を仮に**「恐れと怒りにとらわれた世界」**と名づけてみます。

私には、違うもう一つの選択肢が見えています。この本ではその選択肢をみなさんに提示いたします。

私は自らのネガティブ感情をマインドフルネスによって克服してきました。マインドフルネスとは**「今、ここ」の現実に気づき、客観視することでネガティブ思考を客観視して手放し、ネガティブ感情を癒す、**とても素晴らしいツールです。

不安と恐怖と猜疑心、そして怒りなどのネガティブ感情にとらわれている時にハッと我に返り、ネガティブ感情にとらわれている自分を客観視して手放すことができたなら、一歩引いた視点に立ち、ほっと一息ついて新しい可能性と選択肢を見出すことができるでしょう。それは**「愛と慈悲に満ちた世界」**と呼ぶことができます。

私たちの住むこの世界、すなわちwithコロナの世界を「恐れと怒りにとらわれた世界」にしてしまうのか、それとも「愛と慈悲に満ちた世界」にするのか、それは私たち一人ひとりの選択に任されています。


またマインドフルネスには実際に感染を防ぐ効果も期待できますので、そのこともぜひご紹介したいと思います。

恐れと怒りにとらわれている時には免疫が弱まります。コロナに限らず感染症にかかる危険性が増大してしまいます。マインドフルネスによって恐れや怒りを癒すことができればその危険を減らすことができるでしょう。

またマインドフルに生活することで不用意に感染してしまう危険性も減らすことができます。感染は飛沫と接触によって起こるとされています。咳やくしゃみなどで飛散したウイルスを吸い込んだり、手すりやドアノブなど感染の恐れのある危険なものにふれた手で、無意識のうちに顔にさわったりして感染するのですね。だから感染を防ぐためにマスクをして三密をさけ、ソーシャルディスタンスを守り、手洗いやうがいが推奨されています。

三密となりそうな時、うっかり顔にさわりそうになった時にマインドフルネスが身についていれば、ハッと我に返って感染の危険をさけることができるでしょう。また、マインドフルに手を洗うこと自体が感染を防ぐことにもつながります。そうした具体的な対処法について、練習方法も含め、ご紹介します。

「withコロナの世界」を「愛と慈悲に満ちた世界」とし、そして感染をさけて幸せに生きるための方策に、マインドフルネスをぜひご一緒に実践しませんか？

目次

第3章 自己肯定感を強めるマインドフルネス

第4章 マインドフルネスの練習

第5章　マインドフルネスを日常に活かす

第6章　マインドフルネスで感染を防ぐ！

第7章　免疫力を強化するマインドフルネス

第8章　withコロナの世界を生き抜く

第9章　慈悲の瞑想

第10章　マインドフルネスで築く新しい人間関係

第11章 傾聴＝大切な人が困っていたらできること

第1章

今こそマインドフルネス

不安に立ち向かう武器、マインドフルネス

かつて、東日本大震災の時、テレビをつければ連日のように津波の映像が流れ、悲惨な思いをされた人たちの話題ばかりでした。ドラマは延期・中止され、CMも自粛ムードでACジャパンの広告ばかりが流されました。そしてメンタルクリニックの外来にはうつや不安障害の人があふれていました。

その人たちに聞いてみると、一様にテレビを見ていて憂うつや不安になったと言われます。そういう方たちにはしばらくテレビを見ないようにアドバイスさせていただきました。なぜなら私自身がテレビを見ていて憂うつになっていたことを自覚していたからです。その都度、マインドフルネスで手放していても、日々テレビから流れ込んで来る暗いニュースにはうつや不安を生むおそろしい危険もあるのです。

今回のコロナ禍でもテレビやネットでは何人感染者が出て、死亡者も増えたというニュース、海外でのロックダウンの様子、ドラッグストアでマスクが品切れだとか、暗

いニュースがあふれました。私のようにテレビやネットで影響を受けやすい人は要注意です。マインド［レス］に暗い情報を浴びない方がよいでしょう。少なくとも暗いニュースを見て感情が揺さぶられたなら、マインドフルネスで客観視しておきましょう。

そんな暗いニュースの中、ひときわ私の目を引いたのが、外出を控えたせいで虐待やDVが増えたというニュースです。家族全員が会社や学校、幼稚園などを休み、家にいることがストレスとなったのです。本来であれば愛し合い、信頼し合うはずの家族がストレスになる！　こんなに不幸なことはありません。今こそ、マインドフルネスを使って愛し合い、信頼し合う人間関係を再構築する時です。

２０２０年のコロナ禍は歴史に残る出来事となるでしょう。世界経済を揺るがし、人々を恐怖と怒りの世界へと追いやりました。with コロナの世界を「恐怖と怒りの世界」のままとするか、「愛と慈悲の世界」へと転換するのかは私たち一人ひとりのマインドフルネスにかかっています。さらに、免疫力を強化し、感染を防ぐためにもマインドフルネスはとても有効なのです。今、この時ほどマインドフルネスが求められている時代はないと言えます。

この章ではなぜマインドフルネスがメンタルヘルスに効果があるのか、「恐怖と怒りの世界」から「愛と慈悲の世界」へと転換する力があるのかについて簡単に解説します。

さらに、マインドフルネスが免疫強化や感染防御に効果がある理由についても解説いたします。

ちなみにマインドフルネスとは「今、ここ」の現実に気づき、客観視できている状態です。その反対に心が「今、ここ」を離れてしまった状態をマインド「レス」ネスと言います。マインドフルネスであればネガティブ思考を客観視して手放し、ネガティブ感情を癒すことができます。その反対にマインド「レス」ネスであれば心が「今、ここ」を離れ、ネガティブ思考にとらわれてしまい、ネガティブ感情にはまってしまうことになります。

「今、ここ」の気づきが、直面する問題を解決に導く

私たちは「今、ここ」で考えていることや感じていることにいつも気づいているとは

限りません。むしろ気づいていないことの方が多いのではないでしょうか。

たとえば、もうクヨクヨしないと心に決めても、ハッと我に返ったらまたクヨクヨしていたという場合を考えてみます。ハッと我に返ったということは、ハッと我に返る前にはクヨクヨしていた自分には気づいていなかったということですね。ぼんやりとは感じていたとしても少なくともクヨクヨしている自分を客観視できていなかったはずです。

自分が何を考え、何を感じているかに気づいていない時、人はとても無防備です。面白いマンガを読んでいる時や、「何を食べようかな」などとネガティブではないことを考えているのであれば問題ありません。しかし無自覚に悩み事や後悔などのネガティブなことを考えていると、いつの間にかネガティブ感情にとらわれて深みにはまる危険性があります。

心が「今、ここ」を離れると、心配事や悩みがある人はつい無自覚にクヨクヨと考えてしまいがちです。こんなご時世ですから心配事や悩みの種はいくらでもあるでしょう。たとえば「感染したらどうしよう」「都会にいる子供が帰って来てまわりにうつしたらどうしよう」と未来のことを心配したりするかもしれません。過去の過ちを悔いて「もっとマスクを買っておくんだった」と後悔したり、「ほんと私ってドジね……」と自己嫌悪に沈むかもしれません。「お母さん、なんでマスク買っとかなかったの？」と家族を責める気持ちが出てしまうかもしれませんし、「咳をしてるのになんでマスクをしないのか！」とケンカに発展してしまうかもしれません。

ハッと我に返れば、つまりマインドフルネスとなれれば、心は「今、ここ」に戻り自分の心のうちのネガティブな感情もまた客観視することができます。すると前向きに考えることができるようになりますから、「感染しないように注意しましょ」「まだ子供が感染してると決まったわけじゃないし、それに今年は帰って来ないよう言っとけばいいわ」とその時点で必要な知恵がわきます。さらに「マスクは次にチャンスがあれば買えばいい」と現実的な思考ができたり、喧嘩になる前にその場を離れることもできるでしょう。

マインドフルネスとは「今、ここ」の現実、とりわけ自分自身の心の動きを客観視できることです。客観視されたネガティブ感情は力を失い、一歩引いた視点から冷静に物事を考えることができるようになります。その結果、「今、ここ」で必要な智恵がわいて問題解決能力が向上します。ネガティブ感情は癒されてニュートラルな状態へと変わります。

心のゆとりができました。ハッと我に返った時、冷静に見てみれば今まで敵に見えていた人たちもまたお互いに困っているもの同士です。助け合って生きて行くという選択肢も見えてきます。また、マインドフルネスは同時に愛と慈悲の心を育みます。「恐怖と怒りの世界」から「愛と慈悲の世界」への道筋が見えてきます。

免疫力を強化するマインドフルネス

ネガティブ思考を手放し、ネガティブ感情を癒すことができれば間接的にコロナウイルスに感染する危険を減らすことができます。それは「免疫力」の問題です。

ストレスを感じると交感神経が緊張し、アドレナリンが分泌されて血圧が上がり筋肉の力が増大します。ストレスと戦うために身体が準備を始めるのです。同時に副腎皮質からステロイドホルモンが分泌され炎症と戦う準備も始めます。ところがこのステロイドホルモンは、同時に免疫を抑制する効果もあるのです。

さて困りました。withコロナの世界はストレスでいっぱいです。感染の危険にさらされ、うつされはしないかと不安になり、逆に自分がうつしてしまえば会社や学校に大きな迷惑をかけてしまうと心配になります。会社や店はつぶれるかもしれないし、店子から家賃が途絶えるかもしれません。ふだんからギリギリだった資金繰りも、もう限界です。マスクやアルコール消毒剤も手に入りません。そんな中でストレスやプレッシャーに押しつぶされそうになります。夜も眠れなくなりました。ますます免疫力が下がります。そんな中、マインドフルネスで一歩引いた視点から冷静に物事を考えられるようになり、ストレスやプレッシャーに負けないメンタルが創れたらどんなに心強いでしょうか。ストレスによって弱くなった免疫力も回復し、結果的に感染の危険もまた減少することでしょう。

感染を防ぐマインドフルネス

マインドフルネスとは「今、ここ」の現実にきちんと焦点をあてて気づいている状態です。たとえばドアを開ける時、どれだけの人が「自分は今からこのドアを開ける」と意識しているでしょう。たとえば電車のつり革につかまる時に意識しているでしょうか？　このご時世ですから、以前よりは神経質になって「汚れているかもなあ……」と不安に思いつつさわる人もいるでしょう。しかし緊急事態宣言も解除され危機感が薄らいだ時にも油断は禁物です。上の空であちらこちらとさわっていては危険ですね！

マインドフルネスであれば心は「今、ここ」にあります。自分がどこにさわっているのか、いや、自分がどこにさわろうとしているのかに気づけば、無用な危険はさけることができるのです。おたがいに興奮してしゃべっていれば飛沫が飛んで感染の危険があるでしょう。そんな時にもハッと我に返ってマインドフルネスの状態になれば、ソーシャルディスタンスを思い出すこともできるわけです。

ウイルスのついた手で顔をさわることが一番感染の危険があるのだそうです。ある調査によると人は無意識のうちに1時間に3〜23回、一日の活動時間を16時間として59・4回〜414回も顔をさわっているとか。気づいたら髪をかき上げていたり、鼻を掻いていることもあるのではないでしょうか？　そんな時もマインドフルネスであればハッと我に返ってさわるのを控えたり、さわる前に手を洗うことも可能です。完璧に防ぐことはできなくても顔をさわる回数が半分になれば、感染の危険も半分になる理屈です。

以上、withコロナの世界だからこそ必要なのがマインドフルネスなのです。ネガティブ感情を癒し、「恐怖と怒りの世界」から「愛と慈悲の世界」への転換を実現し、さらに免疫力をアップして感染の機会までも減少させる効果が期待できるのです。

ネガティブ思考、ネガティブ感情に悩んでいる時にいち早くマインドフルネスになること、それがとても重要ですね。ところが、ネガティブ思考にとらわれてネガティブ感情に悩んでいる時にマインドフルネスになるのは難しいのです。また、偶然マインドフルネスとなったとしても、すぐにマインドー「レス」ーネスへと戻り、ネガティブ思考を始めてしまうでしょう。だからこそマインドフルネスの練習が必要なのです。

次の章では、マインドフルネスが実際どのように感情や行動に関与し、よい方向へ導いてくれるのか、まずその仕組みをご説明しましょう。

第2章

ネガティブ思考を客観視して手放す

感情の発生の仕組みを知ろう

怒られたら悲しくなる、ほめられたら嬉しくなるなど、感情は外界の刺激を受けて自動的に発生しているように思えます。つまり「刺激→感情」ですね。しかし実際には「刺激→感情」ではなく「刺激→思考→感情」なのです。つまりどう考えたかがどう感じるかを決定するというわけです。

ポジティブに考えることができればそれでハッピーになれるというのがポジティブ思考ですね。しかしいったんネガティブに考え、ネガティブな感情に浸ってしまってからポジティブ思考するのは難しいことなのです。「刺激→思考→感情」という感情の発生の仕組みの中で、マインドフルネスが、どのように関与し、効果を発揮するかをこの章で解説します。

感情の原因は？

感情にはネガティブなもの、ポジティブなものがあります。ネガティブな感情としては悲しみ、不安や恐れ、そして怒りなどがあります。ポジティブな感情といえば喜び、感謝、ワクワクなどですね。

感情は外界の刺激や状況によって生じるように見えます。たとえば叱られた（刺激）→悲しい（感情）といった具合です。しかし同じ叱られたとしても、人によっては怒りが出る人もいれば「叱ってくれてありがとう！　伸びしろが見つかった。ここを直せば成長のチャンス！」と感謝する人もいるかもしれません。

刺激→感情ではなく、そこに「思考」というクッションがあるのです。

いわゆるポジティブ思考で「叱ってもらえた！　自分の足りないところがわかった。ありがとう！」とポジティブ思考できる人

刺激 ⇨ **思考** ⇨ **感情**

叱られた（刺激：状況）→自分はダメな人間だ（思考）→悲しい（感情）
叱られた（刺激：状況）→わかってもらえない！（思考）→怒り（感情）
叱られた（刺激：状況）→成長のチャンスだ！（思考）→感謝や喜び（感情）

ならば何の問題もありません。しかし、いったんネガティブに考えてしまい、ネガティブ感情に浸りきったあとで、ポジティブに考えてみようとしても、それはなかなかうまくは行きません。

そして、そんな時に「もっとポジティブに考えてみたらどう？」などと言われても困惑するばかりですし、人によっては怒りを感じる人もいるでしょう。

もちろんこの本はいわゆるポジティブ思考だけでこの難局を乗り切ろうと勧めているわけでもありません。ただ、そうできる人、ポジティブ思考が得意な人はそうしてください。おそらくポジティブな人はそれでうまく行くでしょう。ポジティブな感情でほっと一息つくことができれば、ネガティブ感情に支配されて右往左往しているよりもきっといい知恵がわくでしょう。

ただ、私はそれではうまく行きませんでしたし、この本を読んでいる多くの人もそうだと思います。ネガティブ思考をしてしまう人はそれが癖になっていますから、ほんの一瞬、ポジティブに考えてみてそれでポジティブになったとしても、ふと我に返るとまたクヨクヨしている自分を発見してがっかりするでしょう。

さて、ふと我に返るとまたクヨクヨしていた、ということは、ふと我に返るその直前までは「自分がクヨクヨとネガティブに考えていた」という今ここの現実を客観視できていなかったということです。そして、ふと我に返った瞬間、そう、ほんの一瞬ですが自分がクヨクヨしていたことに気づいたのです。この瞬間、クヨクヨしている自分を客観視しました。

客観視できた瞬間はクヨクヨやイライラなどのネガティブ感情から一歩引いた視点に立っています。その瞬間、ネガティブ思考は客観視され、ネガティブ感情は緩和されています。マインドフルネスとはこの一瞬の客観視の瞬間です。自分と自分をとりまく世界を一瞬ですが客観視したこの瞬間こそが、マインドフルネスなのです。

この章のタイトルとして「ネガティブ思考を客観視して手放す」としました。実は手放すという能動的な作業はいりません。客観視されたネガティブ思考は私たちを支配する力を失い勝手に落ちていきます。

ネガティブ感情は増幅する！

ネガティブ思考の結果、ネガティブ感情が出るのですが、その逆もまたあり得ます。つまり、ネガティブな気分だったからよりネガティブに考えたということです。具体的にわかりやすく言えば、びくびくしていたら何でも怖く見えたり、憂うつだったらお先真っ暗にしか考えられなかったりということです。イライラしていればささいなことでもカチンときます。

以前、私が書いた童話がありますのでご覧ください。主人公は二人の兄弟、太郎と次郎。次郎はある夜、トイレに行きたくなって目が覚めてしまいますが、暗闇が怖くて……。

おばけなんかこわくない

文：藤井英雄　絵：原口泉

「おしっこがしたい！　どうしよう。がまんできないよう」

じろう君は夜中に目がさめました。

じろう君はくらいトイレがこわいのです。

かべのしみがおばけに見えます。

ろうかが　みしみしいうので、おばけがついてくるみたいです。

「そうだ、お兄ちゃんにいっしょに行ってもらおう！　お兄ちゃん、おきてよう……」

じろう君はとなりでねているお兄ちゃんをゆすっておこしました。お兄ちゃんはとてもねむそうです。

「うーん、むにゃむにゃ。何だ、じろう、どうしたんだ？」

「おしっこがもれそうだよ。いっしょにトイレに行ってよう。ひとりじゃこわいんだ」

「どれどれ、しょうがないやつだなあ。いっしょにおいで」

お兄ちゃんはやさしく手を引いてくれます。ろうかがぎしぎし音をたてます。まるでおばけがついてくるようです。じろう君はおばけを見ないように目をぎゅっとつぶったままあるきます。

「お兄ちゃんはこわくないの？」

「ぼくもむかしはこわかったんだ。でも、お父さんにいいことおしえてもらったんだよ。こわいものをじっとにらむとこわくなくなるんだよ」

「ほんとう？」

「ほんとうさ。さあ、目をあけてごらん」

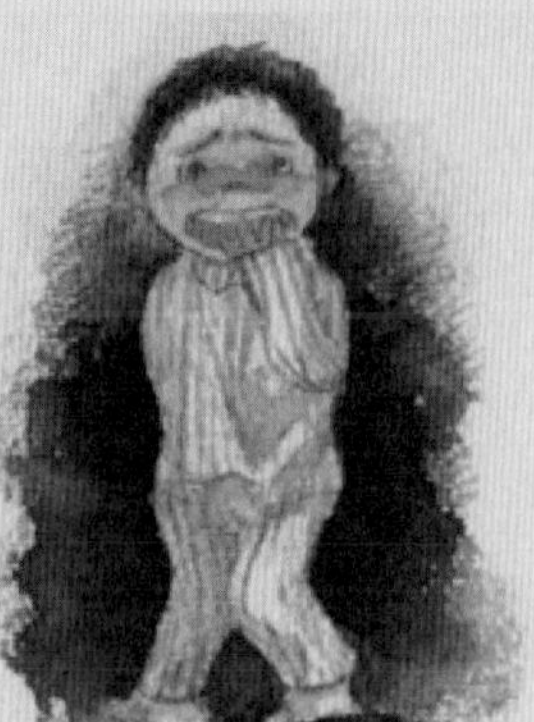

じろう君はこわごわ目をあけてみました。

「どれがこわいんだい？」

「あれだよ」

じろう君はかべのしみをゆびさします。しみがまるで大きなおばけになっておそってきそうです。

「よし。いっしょににらんでやろう！」

じろう君はこわいのでお兄ちゃんの手を力いっぱいにぎりしめます。にらんでいると、あらふしぎ、おばけは小さくなってしみにもどっていきました。

「ほんとうだ！　にらんだらおばけがいなくなったよ！」

「そうか、よかったなあ」

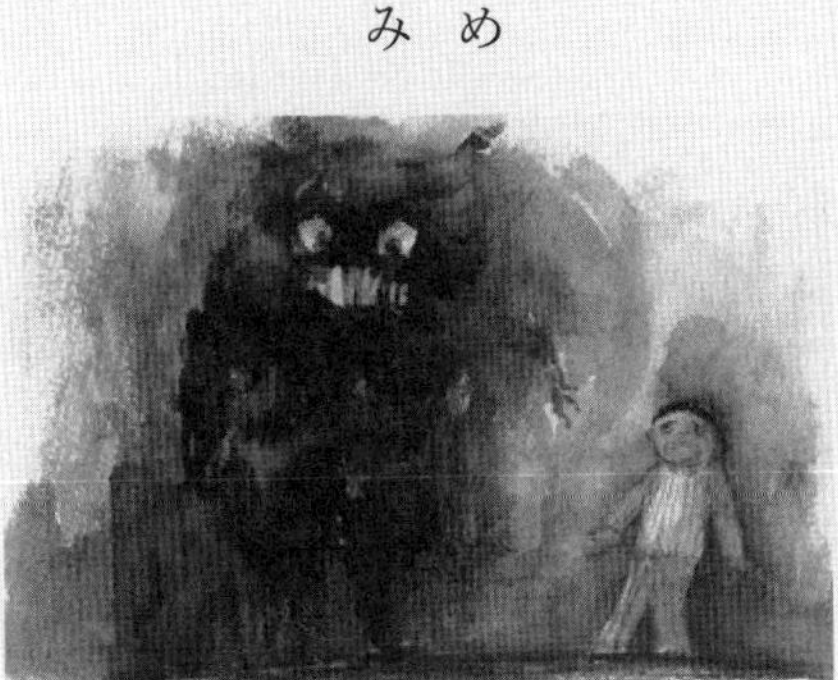

お兄ちゃんはやさしくわらっています。

「まだこわいかい？　トイレの中にはひとりで行けるかい？」

「うん！　ひとりで入ってみる。でも、外でまっていてね」

「よし、やくそくだ」

じろう君はひとりでトイレに入ってみました。

トイレの中にもこわいしみがあります。

またおばけになっておそいかかってきそうです。

「ぼく、まけないぞ！」

じろう君はさっきのようにおばけをにらみました。するとおばけはまた小さくなってかべのしみにもどっていきました。

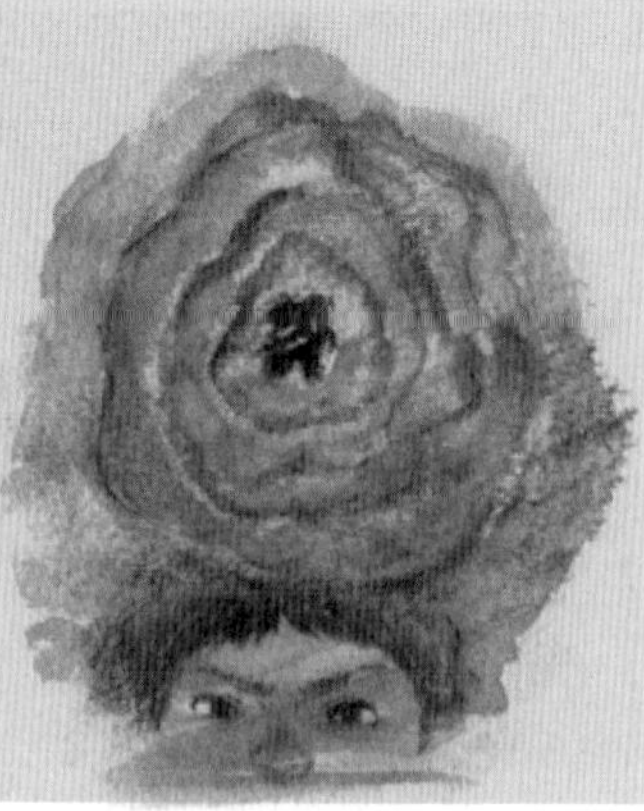

「やった！　おばけをひとりでやっつけたぞ」

じろう君は自分がとても大きくなったような気がしました。

「あっ、そうだ！」

じろう君はとってもいいことを思いつきました。ろうかのぎしぎしいうところをわざとふんで音をさせます。そしてその音をよく聞いてみました。

ぎしぎしぎし、ぎしぎしぎし、ぎしぎしぎしぎし

……

「じろう、何をしてるんだい？」

「ろうかの音がこわかったんだ。だからわざと音をさせて聞いてやったんだ。そしたらね、やっぱりちっと

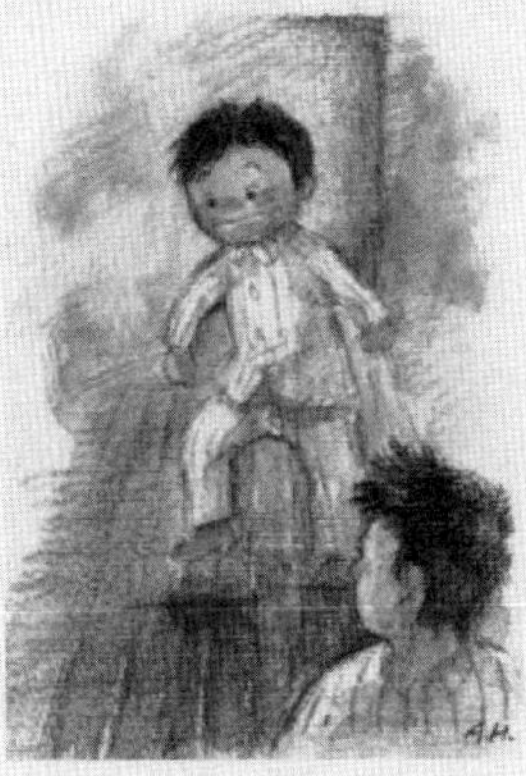

もこわくないよ！」

じろう君は大よろこびです。

「そうか。じろう、よかったなあ」

次の日からじろう君はひとりでトイレに行けるようになりました。

おわり

最初から怖い怖いと思っていれば、壁のシミもお化けに見えてしまいます。そしていったん「お化けだ！」と考えれば恐怖にとらわれてしまいます。怖い怖いと目をそらせばそらすほど、心の中の恐怖は増大してさらに怖くなってしまいます。

恐怖を拭い去るには怖いと思っているものを直視して正体を見極めてしまうことです。この時はたまたまお兄さんの太郎が現実を直視する方法を指導して恐怖を解消してくれました。正体がわからないものは怖いが、正体がわかってしまえばもう怖くありません。

マインドフルネスの要点もそこにあります。現実を客観視すること、そして自分の思考や感情までも客観視することがマインドフルネスです。壁のシミが壁のシミであると気づけば増幅した恐れがおさまるように、マインドフルネスによって自分のネガティブ感情に気づき、客観視できれば一歩引いた視点から冷静に観ることができますから、やがて恐れや不安もおさまって来るでしょう。

第3章

自己肯定感を強める
マインドフルネス

自己肯定感とは

自己肯定感とはあるがままの自分をそのまま肯定できる力です。自分は自分のままでいいいし、そんな自分をきっと周りも受け入れてくれるはずだという根拠のない自信がありますから、ピンチになっても何とかできるだろうと思えます。それに、もしもうまくいかなくても、周りの人たちがきっと助けてくれるから大丈夫です。

だからいろんなことにチャレンジできて能力もアップします。たとえ失敗しても「まあいいか！　いい経験になりました♪」と思えるのですからお得です。チャレンジ→成長→自己肯定感アップ→さらにチャレンジ→成長→自己肯定感アップ……というポジティブスパイラルに乗ってどこまでも幸せになれます。

それに対して自己肯定感が弱い人はとても損です。自分は自分のままではダメだし、そんな自分を周りも受け入れてくれないと思っています。どうせピンチを乗り越えられないだろうし、弱音をはいてもだれも助けてくれない、なんてこれまた根拠のない自信（？）がありますから、新しいことにチャレンジする時は不安がいっぱいでチャレンジを避けてしまうこともあるでしょう。

すると、「やっぱり自分はダメだ」と自己肯定感はさらに弱くなることでしょう。何度も失敗するうちにチャレンジをあきらめて停滞します。チャレンジしないこと自体が「だってどうせ失敗するし……」というネガティブなフィードバックになるので、さらに自己肯定感が弱くなります。

引きこもり↓停滞↓自己肯定感ダウン↓さらにひきこもり↓停滞↓自己肯定感さらにダウン……という無限ネガティブスパイラルに巻き込まれて不幸になるばかりです。

自己肯定感が強い人は幸いです。ほっといてもどんどん幸せになれます。自己肯定感が弱い人もまた幸いです。なぜならこれまで自己肯定感が弱いままで何とかやってきたのですから、伸びしろは十分にあります。あとは自己肯定感を強くしてポジティブスパイラルに乗り換えるだけです。

自己肯定感を弱めるもの

自己肯定感の強弱はどのように決まるのでしょうか？　生まれつき決まっていたのでしょうか？　それとも、後天的なものなのでしょうか？

子供のころは周りの大人たち、とりわけ両親の影響が強いと言えます。もともと私たちは自己肯定感１００％で生まれて来ました。最初は蝶よ花よと育てられても、やがて「あれはダメ、これは危ない」とあるがままの自分を否定されていつしか自己肯定感は弱くなります。虐待やいじめなどを受けると、存在価値がないとか生きていても仕方ないというさらに破壊的なメッセージとなって自己肯定感を損ないます。つまり、周りの大人たちに肯定されれば自己肯定感が強い子に育ち、否定されて育てば自己肯定感は弱くなるのです。

ではすでに大人になった私たちはどうでしょう？　周りの人の影響もありますが、それよりも自分自身の思考と感情の影響が大きくなります。自分を肯定するか否定するかで決まるのです。

日々の生活の中でプレッシャーにさらされた時、自己肯定感が弱い人は「あの時こうしておけば！」と後悔したり、「あの人さえもっと気を使ってくれていたら」と恨みに思ったり、「私って駄目ね……」と自己嫌悪にひたったり、「この先どうなるんだろう」と不安に思ったりしがちです。そして自分には現実を変える力はないと自己否定してしまいます。つまりネガティブ思考してネガティブ感情にひたるたびに自己肯定感は弱くなってしまうのです。

子供のころのように「あるがままの自分を肯定してほしい」と望んでもそれは叶いません。むしろ「肯定して！」と相手にすがることになり、自己肯定感はさらに弱くなる一方です。

自分は自己肯定感が強いのか弱いのかわからないという人に向けて、自己肯定感が弱いとどんな症状やどんな現実を引き寄せるかがヒントになります。

自己肯定感が弱い人は自分で自分を肯定できません。だからほかの人に肯定してもらいたくなります。すると、ほめてもらうために無理をします。たとえば他人に奉仕しすぎる、おせっかいをして感謝をねだるなどの行動や、ほめられるために地位や競争に明け暮れる人もいます。中にはそれで大成功する人もいるでしょうが、得るものが多い分、かえって心の中はいつも不安でいっぱいになります。

逆に叱られないように、なるべく目立たないとか、会議でも自分の意見を言わないようにしている人もいます。その結果、新しいことには挑戦できなくなりますからどんどん自信を失い、臆病者になります。ホントはイヤだけどNOと言わないとか、ほしいけど我慢する、とかですね。自分の本心を偽るのですから、自己肯定感はどんどん弱くなります。

自己肯定感が弱いぶん、どこかで偽りでもいいからパワーを感じたくもなるでしょう。かくして小さな子供のいたずらからはじまり、ハラスメント・DV・いじめへと発展します。しかし他者を支配しても真ん中にいるのは臆病な自分だってことはわかっています。いつまでたっても本当のパワーを実感することはできません。

つらい気持ちを紛らわせるために、現実から逃避する人もいます。アルコールやドラッグにおぼれ、パチンコやゲームにはまっている間はいっときそのつらさを感じないで済むかもしれません。マインド「レス」に現実を観ないで先延ばしにする生き方では問題は解決せず、自己肯定感はさらに弱くなり事態は悪化する一方です。

この中にご自分の悩みがありましたか？　なければ自己肯定感についてはまったく問題ないといえるでしょう。しかしそんな人はほとんどいないはずです。ほとんどの人は自己肯定感の弱さから来るネガティブ思考・ネガティブ感情、そして問題行動に悩んでいるのではないでしょうか？

そして自己肯定感の弱さから来るネガティブ思考・ネガティブ感情、そして問題行動を繰り返すたびに潜在意識の中に自己肯定感の弱さが上書きされていき、自己肯定感はさらに弱くなるのです。

さて、次の節ではいよいよ自己肯定感の強め方を解説します。

自己肯定感強化法とマインドフルネス

自己肯定感を強めるには？　自己肯定感の弱さゆえに出て来るこれらのネガティブ思考・ネガティブ感情、そして問題行動が出そうになる時、または出てしまった時にいち早く気づき、手放し、癒して行くことが大切です。それには、マインドフルネスが最適です。

私自身の具体例で解説します。明日はマインドフルネスのセミナーを頼まれています。マインドフルネスの話は得意ですが、参加者の中にヨガ教室や座禅教室の先生がいると聞き、いつもとは違う緊張感が走ります。つまりマインドフルネスの専門家さんたちにセミナーをすることになったのです。

もともと自己肯定感が弱くてネガティブ思考しがちな人間でしたから、失敗したら、答えられない質問が出たらどうしようと心配し、みんなの前で恥をかくのではないかと不安になりました。このままだと心配で眠れなくなるかもしれません！　明日は緊張して大失敗するか、それとも睡眠不足でパフォーマンスが落ちてグダグダになってしまうかでしょう。

以前の自分であれば不安だからこの仕事は断ってしまおうか、とか、いっそ風邪をひいたことにして中止に……などと困難を回避する方法を考えてしまったかもしれません。しかし困難は回避すればするほど自信を失い、「自分はダメだ」という破滅的な暗示が潜在意識に上書きされます。

さりとて「大丈夫だろう」とか「失敗してもそれが経験になるからチャレンジだ」といきなりポジティブ思考してもうまくいかないことはわかっています。

ではどうするか？

まずはマインドフルネスです。自分の心の中の不安に焦点をあてて「不安に思っている」と実況したり、「失敗したらどうしよう……と考えた」と「と考えたチャレンジ」をしたりすれば客観視の視点を確保してマインドフルネスにとどまれます。

心配と不安は徐々におさまり、「準備は万端である！　自分にできることをやればよいのだ！」と考えることもできて安心できましたから、その晩はぐっすりと眠れました。

結果は？　もちろん、大成功でした。「プレッシャーがあっても挑戦すれば自分は達成できる！」という暗示が潜在意識に入りますから、自己肯定感はぐんぐんと強化されます。

不安と心配を客観視した時に、「準備が足りない！」と気づいたら？　その時はクヨクヨしている暇はありません。最高のパフォーマンスを達成するためにもう一度スライドを見直したり原稿に手を入れたりするでしょう。マインドフルネスの結果、その時に必要な知恵が湧いて来るのです。

自己肯定感を弱めるのはとても簡単です。不安を感じたら逃げてしまえばよいのです。ますます自己肯定感は弱くなって次の挑戦がさらに難しくなります。その逆に自己肯定感の強化法は不安を感じた時に、その不安に負けずに挑戦してやり遂げることです。

さて、コロナウイルスに関しても同様です。

「コロナに感染するかも！」

「感染したら隔離されて職を失うのではないか」

「倒産・破産の危機だ」

「ローンが、家賃が……」

どのような不安が出てもマインドフルネスの観点からは対処は同じです。

不安に気づいたら（マインドフルネスが起動したら）なるべく早く、できれば3秒以内に「また心配していた」と自分に実況するか、もしくは「〜〜と考えた」と付け加えて客観視の視点を保つようにしましょう。

それで現実が変わるわけではありません。しかし、一歩引いた視点に立った時に現実は変わらなくても不安が軽減して「今、ここ」で必要なよい知恵が湧く可能性が高くなります。不安の真っただ中で立ち止まり、冷静に考えることができる時、「危機的状況でもできることはある」と思える時に自己肯定感は確実に強くなっています。

マインドフルネスの欠点は長続きしないこと

ネガティブ思考を手放し、ネガティブ感情を癒し、自己肯定感を強化する効果があるマインドフルネスですが欠点もあります。マインドフルネスは長続きしないのです。

マインドフルネスの結果、感情はネガティブからニュートラルへと戻り、今こそ思考し直すチャンスが来ています。すなわち、第2章31ページの「叱られた」例、叱られて悲しくなった、もしくは怒りという例で言えば、第3の「成長のチャンスかもしれない」と考えることも可能なのです。しかし、その客観視はほんの一瞬であり、長く続いてもせいぜい2~3秒のことです。そのあとはまたクヨクヨの世界に戻っていきます。

せっかく訪れた客観視の瞬間＝マインドフルネスのチャンスは、虚空に消えていきました……。

マインドフルネスの効果は絶大ですが長続きしません。その効果を享受するためには練習が必要なのです。めったに訪れないマインドフルネスの瞬間に気づき、そして長続きさせるためには基礎練習と、そして実戦のトレーニングが欠かせません。とは言え、それはそんなに難しいことではありません。マインドフルネスの練習を日常生活に採り入れて歯磨きや入浴と同じレベルで習慣にしてしまえばいいのです。

さて、この本はコロナの不安と恐怖に打ち勝つための本でした。先ほどの「叱られた」の例をここで別の設定に書き換えてみます。

①仕事（収入）が減った！（刺激：状況）
→もうどうしようもない（思考）
→無力感、抑うつ感（感情）
②仕事（収入）が減った！（刺激：状況）
→コロナの、政治の、病院の、またはほかのだれかのせいだ！（思考）

↓怒り（感情）

③仕事（収入）が減った！（刺激：状況）

↓何かポジティブな考え

↓何かポジティブな感情

この事件をポジティブに考えることができるでしょうか？　私にもこの時点でみなさんの納得のいく回答を出すことはできません。まずはマインドフルネスの練習をしてほっと一息つくことを体感していただく必要がありそうです。

③の「何かポジティブな考え」「何かポジティブな感情」は無理やりにひねり出すものではありません。あなたの現実の中で、マインドフルネスを実践したあなた自身がほっと一息つけた時に、「もうだめかと思ったけど○○○○かもしれないなあ」とふと思えたこと、それがあなたにとって価値のある回答になるのです。

第4章

マインドフルネスの練習

マインドフルネス　二つの練習方法

マインドフルネスの練習には二つの方法があります。

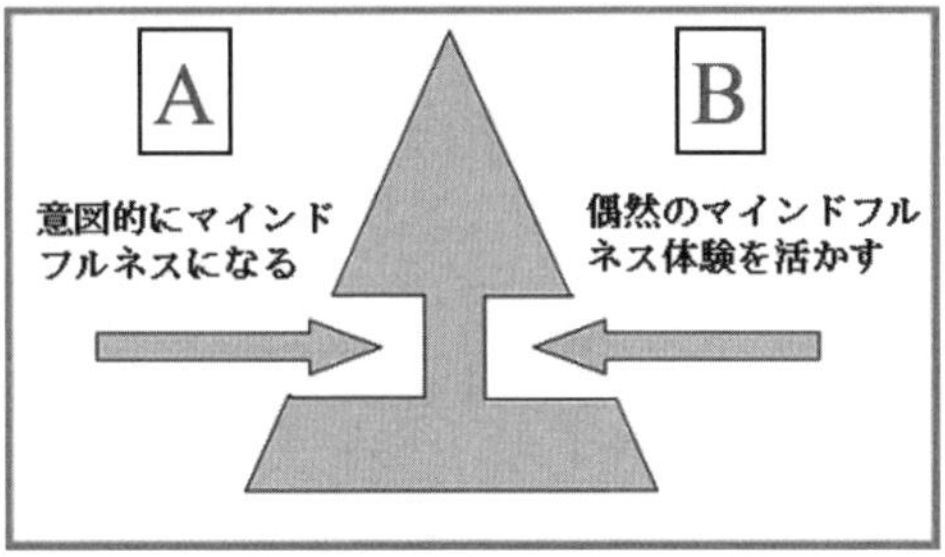

A：「今、ここ」でマインドフルになる

「今、ここ」でマインドフルになる練習方法はその名の通り、今からマインドフルになるぞと意図してマインドフルネスに入って行く方法です。これが基礎練習になります。具体的にはヨガや瞑想、坐禅、作務などです。これらは古来、マインドフルネスの練習として有効性が実証され、連綿と受け継がれて来た人類の遺産です。しかしそれはあとで解説することにします。最初に実戦の場での練習方法を解説しておいた方が基礎練習の意味がわかりやすいと思います。

B：偶然のマインドフルネス体験を有効活用する

偶然のマインドフルネス体験を有効活用する、とは？ ピンチやプレッシャーに押しつぶされそうになっている時に、偶然訪れてくれたマインドフルスを活用します。これは実戦トレーニングであるとともに、マインドフルネスを活用してネガティブ感情を癒すまたとない実践のチャンスでもあります。

先ほどの例でいえば、クヨクヨしている自分に「ふと気づいた」とか、ハッと我に返ったらまたどうしようもないことを考えていた、と気づく一瞬のことです。そんなに劇的な瞬間ではなく、もっと日常的な瞬間もあります。たとえば、みなさんはこの本を読んでいることでしょう。みなさんの「今、ここ」の現実はこの文を読んでいるということです。しかし、この簡単な現実をここで私に指摘される一瞬前までは客観視できていなかったことでしょう。

ある人は、「そうだった！ 今、これを読んでいるのだった」と思い出したかもしれません。いや、ずっと気づいていたよと言う人もいるかもしれませんが、そういう人も同じような体験を、つまり何かに没頭して我を忘れていた体験をしたことがあるはずです。

たとえば、勉強の途中、ほんの短時間だけメールチェックするつもりだったのにいつの間にか、知らず知らずのうちに1時間もネットサーフィンしていた、とか、面白い本を読んでいてハッと我に返ったら外はすっかり暗くなっていたとか、手に汗握る冒険活劇映画を見ていて思わず身体に力が入っていた、とか、逆に面白くない会議や授業でぼうっと夢想していて当てられてハッと我に返った、というような体験です。知らず知らずのうちに、ふと気づいたら、ハッと我に返ったら、というのであれば、その直前までは自分と自分をとりまく現実を客観視できていなかったのです。

マインドフルネスではなく没頭することが悪いというわけではありません。読書や執筆、会話など生産的な活動や害のない行動をしているならそれでいいのです。また夢想していてもそれがネガティブなものでないならそんなに問題はありません。時には現実逃避もまた楽しいものです。

問題は不安や恐怖、怒りなどのネガティブ感情にとらわれながら、それに気づかずにネガティブ感情をどんどん増殖させてしまうことなのです。ネガティブ思考、ネガティィブ感情には一刻も早く気づき、客観視し、そして手放してしまうことがメンタルヘルスにとって大切ですね。

マインドフルネスの練習の話でした。クヨクヨしている自分に気づいた。もしくはもっとニュートラルな出来事としてこの文書を読んでいることに気づいたとしましょう。そこで何をすればいいかを解説します。

マインドフルネス3秒ルール

「3秒ルール」はご存知ですか？　お菓子を落としても、3秒以内ならバイ菌はついていないから拾って食べてもセーフ、という気休め的なルールです。実際は3秒以内でも汚れたりバイ菌がついたりする可能性だってありますが、この際、そこは無視してください。

マインドフルネス3秒ルールの要点は「マインドフルネスになったと気づいたら、3

秒以内に宣言して実況中継を開始する」ということです。なぜ3秒以内なのかはもちろんマインドフルネスが消えてしまう前に、という意味です。

3秒以内に宣言し実況すれば、すぐに消えてしまうマインドフルネスを補強して維持することができます。すぐに宣言＝マインドフルネスであると宣言します。もしくは宣言をとばして実況中継に入ってもかまいません。宣言は実況を開始するのが難しい時に取り急ぎマインドフルネスを確認する行為ですから。

（実況例1）

・この文書を読んでいるという現実に気づいた

→3秒以内に「この文書を読んでいる」と実況を開始する

（実況例2）

・借金が無事に返せるだろうか……と心配している自分に気づいた

→3秒以内に「借金返せるかどうか心配していた」もしくはもっと簡単に「クヨクヨしていた」などと実況を開始する

ここで注意点ですが「どうしようどうしよう！　不安だ～」と、うわごとのようにつぶやくのと「不安に思っている」と実況するのは違います。前者は客観視の視点がありませんが、後者にはそれがあるからです。感情が客観視された時にネガティブな力はなくなります。それは次郎がおばけを直視してそれが壁のシミであることに気づくのに似ています。

「借金を返せるかどうか心配していた」と実況中継すれば、偶然に訪れてくれたマインドフルネスを固定・強化することができますから、一歩引いた視点から冷静に観ることができてほっと一息つきます。「どうしようどうしよう！　不安だ〜」の世界を抜けて光が見えて来る可能性もあるでしょう。


私のセミナーの受講生の方たちには日々の生活の中でどんなに小さな気づきでもいいから、毎日その気づきを日記に書いておくことを勧めています。書くことによってさらに客観視の視点が強くなること、そしてマインドフルネス3秒ルールの練習が習慣化するからです。習慣化についてはこの本の後半でもう一度きちんとふれるつもりです。

ここでもう一度、この本を読んでいる自分を意識してください。そしてこうつぶやいてみましょう。「自分は今、この本を読んでいる」これであなたはマインドフルネスの状態にいます。おそらくあと10秒くらいはマインドフルネスの状態に留まれるだろうと思います。

「〜と考えた」チャレンジ

マインドフルネス3秒ルールとあわせて私がお勧めしているもう一つの手法が、「〜と考えたチャレンジ」です。これはもう、そのままズバリ、思考の最後に「〜と考えた」とつけ加えるだけです。何かを考えている時に、それを考えていることに気づいたら、とにかく最後に「〜と考えた」とつけていきます。

すごく簡単なことですが、これは自分が思考していることに気づいていて、初めてできることです。気づけなければ絶対できません。逆にできていればその時点でマインドフルネスの方向に舵を切ることができます。

（例）

今日は雨が降りそうだな〜と考えた

お昼ごはんはカレーが食べたい～と考えた

やばい！　締め切りに間に合わないぞ……～と考えた

ピンチの時、ストレスやプレッシャーの時はすぐにつけることができないかもしれません。そういう時ほどマインドフルネス自体が難しいですから。それでも気づいた時点で「～と考えた」とつけてしまいます。その時点で思考の客観視が始まります。

「やばい！　締め切りに間に合わないぞ……～と考えた」と、考えたをつけた瞬間にマインドフルに客観視が始まりますから一歩引いた視点に立っています。ほっと一息つけますから、「いや、今から頑張ったらなんとかなるかも」と前向きに考えたり、「そうだ、締め切り伸ばしてもらうように交渉してみようか」などと現実的に打てる手を思いついたりするかもしれません。

「やばいやばい！」という想念に巻き込まれていたらこんな簡単なことも思いつかないかもしれないし、「頼んだって無駄だ」と勝手にネガティブな結論を頭の中で出してしまうことでしょう。

私がこの原稿を書いている今の状況で、コロナによって様々な不安を抱いている方を想定して、陥りがちな思考について「〜と考えたチャレンジ」をしてみると、次のようになります。

〈陥りがちな思考〉
・オリンピックは結局中止かもなあ
・せっかく当たったチケットむだになるかもなあ
・やばい！　それどころじゃない。今月の支払いは無理かも
・もしかしたらうちの店（会社）、もうだめかも
・大不況が来て株が下がったら困るなあ
・来月のイベント、会場押さえちゃった……
・外出禁止が続いたら退屈だなあ
・コロナにかかったらどうしよう！

〈〜と考えたチャレンジ〉
さて、これらに全部「〜と考えた」をつけてください。

・オリンピックは結局中止かもなあ～と考えた
・せっかく当たったチケットむだになるかもなあ～と考えた
・やばい！　それどころじゃない。今月の支払いは無理かも～と考えた
・もしかしたらうちの店（会社）、もうだめかも～と考えた
・大不況が来て株が下がったら困るなあ～と考えた
・来月のイベント、会場押さえちゃった……～と考えた
・外出禁止が続いたら退屈だなあ～と考えた
・コロナにかかったらどうしよう！～と考えた

これで現実が変わるわけではありません。しかし、「どうしよ、どうしよ！」から解放されて幾分冷静さを取り戻した時には、打てる手が変わってきます。きっと打開策や素晴らしい知恵が湧いてきます。心から健闘を祈ります。

基礎練習としての瞑想

マインドフルネス3秒ルールも「と考えたチャレンジ」も一瞬の気づきをものにして有効活用するとてもパワフルなツールです。しかし初心者のうちは3秒ルールなどを活用することは難しいでしょう。そもそも、ふと気づいた時にこれがマインドフルネスの瞬間であると認識できるかどうか……。そこが難しいのです。そこで登場するのが基礎練習としての瞑想です。

マインドフルネス3秒ルールが実戦の試合であると考えるなら、そのための基礎練習が瞑想です。野球の試合の前にキャッチボール、サッカーの試合の前にドリブルの練習というわけですね。

ストレスとプレッシャーにまみれた日常生活の修羅場でネガティブ感情に気づき、実況中継するのは難しくても、ゆったりと落ち着いた状態で自分を実況することはできます。そこで、まずは落ち着いた状況で実況中継の練習をします。それが瞑想です。

基礎練習→実戦と進まなくてもいいのですか？　そう聞かれそうなので最初にお答えします。どんどん同時進行で進んでください。基礎練習としての瞑想と実戦としての3秒ルールや、と考えたチャレンジは車の両輪のようなものです。どちらもマインドフルネスの上達に必要です。

というわけでさっそく瞑想のやり方について解説します。

瞑想と言えば目をつぶって手に印を結び、座禅を組むことをイメージされる方も多いでしょう。もちろん、そうやって瞑想していただいても構いませんが、そうでなくても大丈夫です。椅子に座っていても、立っていても、歩いていても瞑想はできます。

寝転がっていてもできますが、この場合は寝てしまわないように注意が必要です。リラックスして眠るための瞑想もありますが、マインドフルネスの瞑想は「今、ここ」に気づくための瞑想ですから寝てしまってはいけません。マインドフルネスの瞑想の時はだらしない恰好よりも骨盤をたてて（背筋を伸ばして）おくほうがよいですね。

まずは呼吸を感じて実況中継してみます。おなかに注目して呼吸による動きを感じてください。息を吸えばおなかが膨らみ、息を吐けばおなかがへこむと思います。人によっては逆になっているかもしれませんがそのままでOKです。あるがままの呼吸を感じていてください。

次におなかが膨らんだことを感じたら、心の中で「ふくらんだ」もしくは「ふくらみ」と実況中継してみましょう。おなかがへこんだら「へこんだ」「へこみ」です。

実況中継することによってより集中力が増し、「今、ここ」に気づく力が強くなります。すなわち、マインドフルネスが強化されるのです。

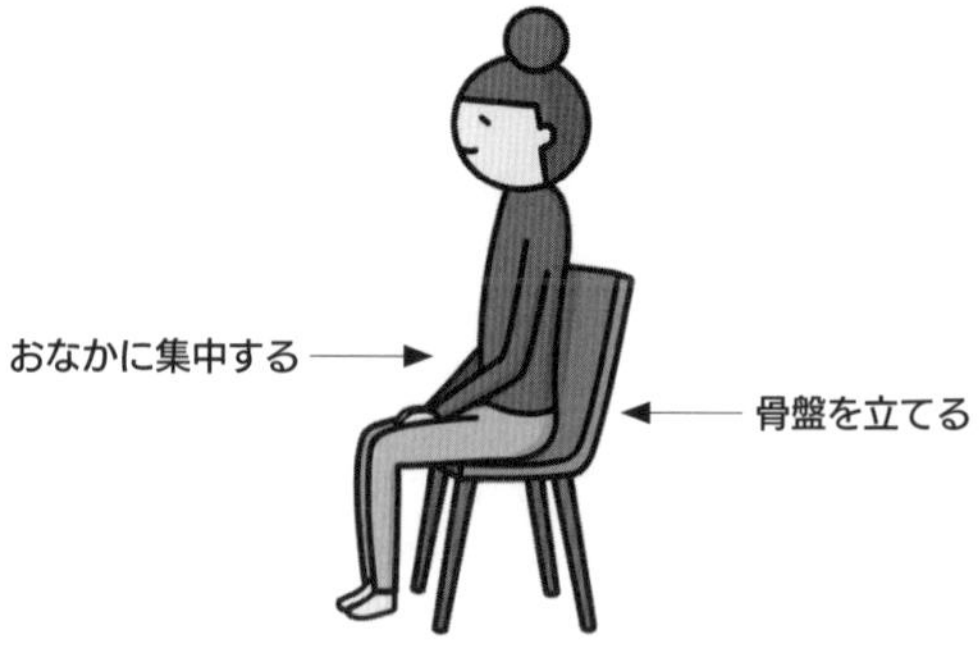

マインドフルネス瞑想実習

それではさっそくマインドフルネスの練習をいたしましょう。おなかに注目して呼吸による動きを感じてください。ふくらみを感じて「ふくらんだ」と実況し、へこみを感じて「へこんだ」と実況します。タイマーをかけてもいいし、時計を見ながらでもいいのでまずは60秒間、実行してください。

★実際に60秒間行ってください★

さて、60秒の間、集中力が保てましたか？　雑念は出ませんでしたか？　いつの間にか雑念にとらわれて、おなかのことなんかすっかり忘れていたという人はいませんか？

集中力が薄らぐと心が「今、ここ」から離れ「ふくらんだ」「へこんだ」がただの号令になってしまいます。それはあたかも左右、左右、と号令をかけながら行進していても、別のことを考えているかのごとくです。

ここでマインドフルネス瞑想のやり方をきちんと説明いたします。まず呼吸に注目します。人はいっぺんに二つのことに集中はできませんから、おなかの動きに集中できているうちはそのほかの思考はいったん薄れます。雑念はほとんどなくなるのです。

おなかを感じている＝「今、ここ」を感じていることですから、この時点ではマインドフルネスになっています。しかし集中力には限りがあります。いつのまにかおなかのことは忘れて別のことを考えてしまいます。心の中では相変わらず「ふくらんだ」「へこんだ」が流れていますが、実は上の空で別のことを考えているのです。

雑念が出たということはすでに集中力を失い、おなかを感じる力＝「今、ここ」を感じることもできなくなっています。すなわち、もうマインド「フル」ネスではありません。ちなみにマインドフルネスでない状態をマインド「レス」ネスと呼びます。〈フル〉VS〈レス〉で紛らわしいのでご注意ください。

さて、集中が途切れて雑念だらけになってしまうのは仕方ありません。問題はそのあとです。マインドフルネスを失って雑念している時にふと雑念していることに気づきます。その時にやることは？

まず「雑念」と名前をつけて実況中継します。それはおなかの動きを感じて「ふくらんだ」「へこんだ」と実況しているのと同じです。いつも「今、ここ」の現実に気づいて実況中継するのです。「雑念」と実況中継したあとはおなかの動きを感じることに戻ります。

ところでマインドフルネス瞑想の目的は雑念をなくしてしまうことではありません。なくしてもなくしてもしつこく出て来る雑念に気づくことです。それが「今、ここ」に気づく力を強めます。

そして雑念に気づいたら、「(雑念を)考え続けたい!」という執着(欲)を捨てさり、おなかの動きに注目を戻すことで執着を断ち切る力を養います。

以上をふまえて、もう一度、60秒間のマインドフルネス瞑想にトライしてみましょう。

★実際に60秒間行ってください★

今度は雑念からおなかの動きに戻ることができましたか? 瞑想中に出て来る雑念は、たいていはこれが終わったらレポート書かなきゃ、とか、おなかが空いたなあ、とか、退屈だなあ、とか、お尻がかゆくなって来たなあ、など他愛もないことが雑念として流れてきます。これは単に「雑念」「雑念が出た」と実況しておけばこと足ります。

しかし、何か心配事がある場合は、それが雑念として出て来てしまいます。そう、例えばこんなことです。

・オリンピックは結局中止かもなあ
・せっかく当たったチケットむだになるかもなあ
・やばい！　それどころじゃない。今月の支払いは無理かも
・もしかしたらうちの店、もうだめかも
・大不況が来て株が下がったら困るなあ
・来月のイベント、会場押さえちゃった……
・外出禁止が続いたら退屈だなあ
・コロナにかかったらどうしよう！

今こそ「3秒ルール」や「と考えたチャレンジ」の出番です。「オリンピックは中止かもなあって心配した」と実況したり、「コロナにかかったらどうしよう！〜と考えた」とやってマインドフルに客観視する練習をしてみるのもよいでしょう。マインドフルネ

スの基礎練習とともに実戦としての3秒ルールや「と考えたチャレンジ」の練習にもなり、また実際に心配事を客観視して緩和することもできるでしょう。

第5章

マインドフルネスを日常に活かす

マインドフルネス上達の秘訣

マインドフルネス上達の秘訣はこの四つです。

1 毎日継続し習慣化する
2 日常生活にマインドフルネスを取り入れる
3 マインドフルネスを思い出す仕掛けを創る
4 1行でいいから日記を書く

毎日継続し習慣化する工夫とは

1か月に1度瞑想教室や座禅道場に行くことはとても有意義なことです。年に2〜3回、大規模なリトリートに参加することができれば、それは素晴らしい学びとなるでしょう。しかし、その他の日にマインドフルネスのことを忘れていたとしたら？　おそらくマインドフルネスの力は落ちてしまいますね！　短時間でもいいから毎日マインドフルネスを実践することです。

どうすれば毎日マインドフルネスできるでしょう？　マインドフルネスを始めて25年になる私でも、毎日瞑想するようになるには結構な時間がかかりました。自信を持って毎日やっていますと言えるのはこの10年くらいです。

逆に言えばこの10年、瞑想をしない日は1日もありません。38度の熱が出た日もやりましたし、親が死んだ日にももちろん瞑想は欠かさず行いました。その秘訣は、とにかくハードルを下げることです。

講座やセミナーを開くたびに「何分だったら毎日続けられる？」と尋ねます。たいていの人は5分〜15分と答えます。中には「頑張って1時間やります！」という方もおられました。そんな人は2週間後にお会いすると「最初はやってたんですが……」「三日坊主で……」となります。

私のノルマは1日10秒です。最初は5分でしたが、多忙のためできない日があると寝る前にやろうと思ってもついサボってしまいます。しかし10秒にしたら継続できるようになりました。もちろん、最低のノルマが10秒なのであって、ゆとりがあればそこから5分～10分～15分と継続します。それでもノルマは10秒、ほんの1～2呼吸です。寝る前に「しまった！今日は瞑想していない！」となっても、10秒ならそこで気軽に始められます。瞑想はとても気持ちのよいものです。思考と雑念というストレスを手放して「今、ここ」に戻るのですからとても気持ちのよいものなのです。だからたとえ10秒でも始めたらもっとやりたくなります。よほど疲れ果てて眠い時以外は10秒以上やっています。

10秒マインドフルネスの手順を説明します。

（1）始めの宣言　「今から瞑想する」と宣言する
（2）10秒間、「今、ここ」を感じる
（3）終わりの宣言　「今からマインドフルに生きる」と宣言して終わる

意図的にマインドフルネスになるタイプの練習ですから、最初に「今から瞑想する」とすることで意図を明らかにして集中力を高める効果が期待できます。

10秒間、呼吸瞑想をするならおそらく1～2回くらいの呼吸になるでしょう。その他、身体に気持ちを向けて余計な力をぬく、とか、立っているなら足の裏のどこに重心がかかっているのかを感じる、とか、座っているなら座骨をたしかめて背骨を伸ばしてみる、とか、湯船につかっている時に思い出したのならお湯の温かさを改めて感じてみる、など、何でも「今、ここ」を感じることはすべて瞑想になります。

10秒で終わる必要はありません。5分でも15分でも続けてください。ただ、あまり長く続けると疲れて集中力を失い、いつの間にか雑念から戻れなくなり、ずっと何か考え事をしていたということにもなりますので注意が必要です。そんな時には終わりの宣言をしていったん休憩するか、もしくは日常生活に戻るようにします。

（参考図書『1日10秒マインドフルネス』藤井英雄著：大和書房 2018）

日常生活にマインドフルネスを取り入れる工夫

どんなに頑張って毎日朝夕15分瞑想をしたとしても30分です。それでもすごいことですが、それ以外の23時間30分をマインド「レス」に過ごしていたらどうでしょう？　寝ている時間を8時間としても、残りの15時間30分は偶然のマインドフルネス体験に頼るほかありません。

1日の大半をマインド「レス」ネスに支配されていたら？　心配と不安の種は世界中に広がり、マスコミやネット上にも恐ろしいニュースであふれています。心配性の人はもちろん、ポジティブな人だってネガティブ思考、ネガティブ感情に支配されてしまうでしょう。いわゆる瞑想をしている時間以外もなるべくマインドフルに過ごしたいものです。

もちろん、すべての行為をマインドフルにできればそれがベストです。実際、座禅道場に行けば作務と言って日常生活をマインドフルに送る修行をさせてもらえるでしょう。マインドフルに掃除をし、マインドフルに料理をし、マインドフルにご飯を食べ、マインドフルに雑巾がけをします。

私と同じ年代の人なら、アニメの『一休さん』を見た人もいるでしょう。オープニングの歌の時に一休さんたちが坐禅をするかたわら、長い廊下を雑巾がけしたり、川で洗濯している場面がユーモラスに描かれています。これらは子供に労働をさせているのではなく、実はマインドフルに日常生活を送るための作務の修行をさせているのです。

マインドフルに心を込めて日常生活を送ることで簡単に練習の時間を増やすことができます。

「マインドフルに心を込めて掃除をする」
「マインドフルに心を込めて洗濯をする」
「マインドフルに心を込めて料理をする」
「マインドフルに心を込めて仕事をする」
「マインドフルに心を込めて食事をする」

あらゆることがマインドフルネスの練習になります。マインドフルに過ごしている時間はストレスが緩和されます。ふだん「イヤだなあ」とか「なんで自分がこんなことをやらなくっちゃいけないんだ」、と思っていることほど、マインドフルに取り組む意義が大きいと言えます。

たとえば上司に大量のコピーを命じられたら？　イヤイヤやっていれば時間も長く感じられるしメンタルヘルス上もよろしくありません。ミスも増えるでしょう。マインドフルに（丁寧に、心をこめて）やっていると、やがてその作業がだんだんと大切な仕事に思えて来たりもします。

丁寧にコピーをとったので仕上がりも綺麗になり上司の評価が上がるかもしれません。何よりも丁寧にコピーをとることで「きっと大切な、意義のある仕事なんだろう」……と潜在意識にポジティブな暗示が入ります。すると、大切な仕事をしている自分もまた大切な人間だと思えて来るかもしれませんね。さらに！　マインドフルで充実した時間を過ごすことができたのだから、コピーを命じた上司に、感謝の念まで湧いて来るかも知れません！

マインドフルネスを思い出す仕掛けを創る

日常生活にマインドフルネスを取り入れると言っても、普段はマインドフルネスのことを忘れてマインド「レス」に生活していますから思い出せずにイヤイヤ作業してしまうかもしれませんね。そこで日常生活の中にマインドフルネスを思い出すためのいろいろな仕掛けをしておくことをお勧めします。

たとえば、風呂で身体を洗う時はいつも違う順番で洗うようにする、とか、散歩の道順は毎日変えるなどです。すると惰性でいつものように右手であかすりをもって左腕を洗い出した時に「おっといけない！」と気づけます。散歩に出ようとする時に、今日はどの道を通ろうかと考える時に一瞬、マインドフルネスが起動します。

この時期、特に私がお勧めしているのがこれです。

☆利き手ではない方の手でドアを開ける。

右利きの人は左手で、左利きの人は右手でドアノブにさわるようにするのです。するとドアを開けるたびにマインドフルネスが起動します。

コロナは手から感染するケースが多いと聞きます。日常生活で一番多いのはドアノブ、手すり、つり革でしょう。漫然と利き手でドアを開けるのではなく、そこにマインドフルネスを絡ませることでマインドフルネスを思いだす機会にもなり、さらに感染予防にもなるというものです。

もしかしたらマインドフルネスが間に合わずに惰性でさわってしまうかもしれません。そんな時は「しまった！」となりますから、その「しまった！」はマインドフルネス3秒ルールや「～と考えたチャレンジ」の題材として使えます。

1行でいいから日記を書くことの素晴らしい効果

「1日1行マインドフルネス日記」について解説します。毎日短時間でもいいからマインドフルネス瞑想を続けること、そして実際のストレスあふれる日常生活でマインドフルネスを活用すること。この二つを同時に達成する素晴らしいツールが「1日1行マインドフルネス日記」です。たった1行なので負担にならず継続できます。

瞑想をしたら、たとえ10秒でもその日に○を一つつけておきます。そしてその日にあったマインドフルネス体験を一つだけ、1行で書くこと。たった1行の日記だから簡単に記入できます。

マインドフルネス1行日記にはスゴイ効果があります。もちろん、マインドフルネスの力をつけることです。そして同時に自己肯定感を強化するという素晴らしい効果もあるのです。

たった1行でも毎日続けることで、「私は自分で決めたことはちゃんとやる人間だ」というポジティブな暗示が潜在意識に入ります。自分との約束を守る！それが自己肯定感を飛躍的に強化するのです。逆に「しまった！昨日は瞑想するの忘れた！私ってホントだめね～」というネガティブな思考は3秒ルールや「と考えたチャレンジ」で中和しておいてください。

マインドフルネス体験を毎日書くことで日々の生活の中でマインドフルネス体験に注目します。注目したものは増えますからマインドフルネス体験自体が増えて来ます。当然、マインドフルネスの力もぐんとつくというわけですね！

記入する内容についてもうちょっと詳しく解説します。その日にあったマインドフルネス体験、つまりマインドフルネス3秒ルールや「～考えたチャレンジ」を使えたなら、それを書きます。マインドレスにネガティブ思考し、ネガティブ感情に浸っている時にハッと我に返って、ほっと一息つき、自分を客観視してネガティブ思考を手放し、ネガティブ感情を緩和できたことがあれば、それを1行にまとめて書きます。

たとえば、電車に乗り遅れたり、信号に引っかかったりして遅刻しそうになってイライラした時に、ハッと我に返り、ほっと一息つき深呼吸してイライラを手放せたなら、「遅刻しそうになってイライラしたがほっと一息ついた」とそう書いてみましょう。

1行でも書くことで、マインドフルネスの力と自己肯定感が上がるのです。あまり詳しく書こうとすると負担になって長続きしませんから、最初はなるべくハードルを下げておきましょう。

もしもその日にマインドフルネス体験が1回もなかったなら？　その日にあった楽しかったこと、嬉しかったこと、感謝したことなどを書いてもOKです。もしくは、「今日は一日マインドフルネスの体験がなかった……と考えた」とやれば、その場で一つ題材ができますね。何も書けない日は存在しません。

ところでマインドフルネスとは「今、ここ」の現実にリアルタイムかつ客観的に気づいていることです。私たちの毎日はネガティブなことばかりではありません。嬉しいことや楽しいこと、気持ちよいこと、感謝できたことなど、いろんなポジティブな感情もまた感じています。そんなポジティブ感情にリアルタイムに気づけた時もマインドフルネス1行日記に書いておきます。

「寒い時のお風呂！　ああ、いい気持ち」
「美味しいチョコをもらった！　嬉しい♪」
「困っていたら手助けしてもらえた！　ありがたい!!」

そんな嬉しい、楽しい、心地よい、ありがたい体験にリアルタイムに気づいたなら、それもまた立派なマインドフルネス体験です。「1日1行マインドフルネス日記」に書きましょう。

（参考図書）『1日1行マインドフルネス日記』藤井英雄著　自由国民社 2019）

第6章

マインドフルネスで感染を防ぐ！

感染を防ぐためのマインドフルネス

マインドフルネスは「今、ここ」の現実を客観視することでネガティブ思考を手放し、ネガティブ感情を癒すツールです。マインドフルネス自体がコロナウイルスに対して効果があるわけではありません。しかしマインドフルに生活することによってコロナウイルスの感染をある程度防ぐことができます。そんなアイデアのいくつかを紹介します。

顔は右手でさわるべし!

ウイルスの感染を描いた映画『コンテイジョン』(2011年　米)に、こんなシーンがあります。人は一日に約2000回も顔をさわっていてそれが感染の原因だ、と説明を受けた人が「そんなばかな」と言いながらその直後に顔をさわっていることに気づいて、ぎょっとするのです。

私たちはほとんどの動作を無意識（マインド「レス」）に行っています。疲れて目をこする時、むずむずした鼻をこする時、額にかかった前髪をかき上げる時、寒くて千切れそうな耳をこする時、かゆいほっぺたを掻く時にほとんど気づいていません。

ためしに今から10分ほど、「鼻をこする」「ほっぺたを掻く」などの動作は、宣言してから行うようにしてみてください。おそらくほとんどの人はできないでしょう。マインドフルネスの練習をしている人でも、マインドフルネスの練習している時以外だとかなり難しいはずです。

しかし無自覚に、つまりマインド「レス」に顔をさわるのはこの際、とても危険です。あなたの手にはすでにウイルスがついているかもしれないからです。ではどうしたらよいでしょう？　なるべく顔にさわらないようにする？　しかし顔にさわらないようにするにはまず顔にさわろうとしていることに気づかなければ無理です。すなわち、マインドフルネスが必要なのです。マインドフルネスを使って不用意に顔をさわらないようにする練習をしてみましょう。

☆レベル1　顔は右手（利き手）でさわると宣言する

まずは顔をさわる時に気づけるようにすることが先決です。そのためにお勧めするのが顔をさわる手を決めてしまうことです。右手（利き手）と決めておけば、左手で触った時に「しまった！」と気づけます。

さわる前には必ず「顔に（鼻に、目に、ほっぺたに……）さわる」と宣言してからさわるようにします。最初のうちはおそらく2000回のうち、宣言してから意図的に右手でさわることができるのは10回くらいでしょう。あとの1990回はさわったことにさえ気づけません。

右手でさわった後に「しまった！　宣言を忘れた」とか左手でさわってしまった時に「しまった！　左でさわっちゃった」と気づけるのはおそらく数十回くらいでしょう。それでもいいのです。その時の軽いショックが次にさわる時に気づきのきっかけになるのです。徐々に宣言してから右手で顔をさわる習慣が板について来ます。

☆レベル2　客観視する

顔をさわりたくなっていることに、さわる前に気づいたら、すごいチャンスです！

ほんの数秒でいいからさわろうとしている場所に注意を向けてみましょう。

むずむずとするので掻こうとしたのですか？　そのむずむずの様子に気づいて実況中継してみましょう。「鼻がむずむずしている」「鼻を掻きたい……と考えた」などと実況中継してみます。

そしてむずむずの様子を観察してみましょう。どのくらいのむずむずなのか、激しくてすぐに掻かなくてはいけないのか、それともちょっとかゆいだけなのか。その範囲は？　あたかも自分は自分の外にいて、むずむずの場所を外から観察している科学者か医者にでもなったように感じてみましょう。

多くのむずむずは観察しているうちに少しずつおさまって来るものです。その変化にも気づいてみましょう。最初は「今すぐ掻きたい！」というかゆみでも、観察しているうちにだんだんとおさまって来ることが多いのです。そうしたら掻かないで済むかもしれませんね。

ただし！　かゆみを我慢する苦行にしてしまってはいけません。苦行を我慢することはストレスを生み、免疫力を弱める危険性もありますから。

レベル3　「しまった！」を客観視する

このチャレンジを始めると一日何回も「しまった！」を経験するでしょう。しまった宣言を忘れた、しまった左手で鼻をさわった、左手で目をこすった、左手で……ということが続きます。しまった！　で止まればいいのですが、「ああ、なんてドジなんだ！」「ぜんぜん上達しない！　私ってだめね」などのネガティブ感情に発展してしまえば本末転倒ですね。

しかしこの「しまった！」こそがマインドフルネスのかっこうの練習素材なので、「しまった……と考えた」とか「全然上達しない自分はダメな奴だと考えて落ちこんだ」などと実況中継しておきます。

一日に何度も同じ題材でマインドフルネス3秒ルールのエクササイズができると考えてみてください。右手で顔をさわると決めることが感染防御とマインドフルネスの上達と一石二鳥のエクササイズとなるのです。

ドアは左手で開けるべし！

ウイルスの感染経路として重要視されているのが手です。たとえばドアノブ、たとえば手すりやつり皮、たとえば電気やエレベーターのスイッチ、たとえば水道の蛇口など、あなたがふだんよくさわるものは何ですか？　もしかしたらそれにはすでにウイルスが付着しているかもしれません。

前の節では、右手（利き手）で顔をさわると決めることで顔をさわる回数を減らすことを心がけました。今回はウイルスが付着しているものをなるべくさわらないチャレンジです。これもまたマインドフルネスが必要ですし、このチャレンジに取り組むことでマインドフルネスの力を伸ばすことができます。

顔をさわるのは右手と決めましたので、今度は左手にします。ここでは「ドアノブ」を例に説明します。左手でドアノブをさわり、右手で顔をさわるようにしておけば感染の危険はぐんと減りますね。

レベル1　宣言してから左手でドアを開ける

「ドアを開ける」と宣言してからドアノブをさわります。得てしてドアノブをさわってしまってから宣言していないことに気づきますから、その時は気づいたことだけでも「よし」とします。宣言しなおしてからもう一度ドアノブをさわるなどすれば日常生活の妨げになって周りの人にも迷惑になります。あまり神経質にならずに取り組んでください。徐々に宣言してから開ける確率が高くなって行くでしょう。マインドフルネスの力がついて行くと同時に感染防御の確率も上がってきます。

レベル2　「しまった」を客観視する

たとえ宣言が遅れても少なくとも「しまった！」という気づきによってマインドフルネスが起動しています。それでも「しまった！」はネガティブ思考ですからそのままにしておくよりも客観視してニュートラルに戻しておく方がいいでしょう。「しまった……と考えた」とか「ちっともマインドフルネスがうまくならないなぁとがっかりした」などと実況しておけば客観視の視点に立てますから、多少なりともネガティブは中和されニュートラルに近づけます。右手で顔をさわると同様、マインドフルネス3秒ルールの実践トレーニングのつもりで取り組んでください。

レベル3　扉の向こうの人の幸せを祈る

ドアの向こうにはだれがいるのでしょう？　職場なら同僚、家なら家族、訪問先ならお得意様とあなたにとって大切な人がドアの先にはいるはずです。今から会う人たちの幸せを祈ってみます。

他者の幸せを祈ることでどんな効果があるでしょう？　詳しくは次の章で解説しますが、他者の幸せを祈ること自体がマインドフルネスを増強する効果があります。そして思いやりの心を持つとオキシトシンが分泌されて免疫力を上がることもわかっています。

手洗いの極意はマインドフルネスにあり！

ざっと洗うだけでは付着したウイルスをきちんと落とすことはできません。洗い残しがないようにしっかりと手洗いするにはテクニックが必要です。この時期、ネット上には手洗いの方法がたくさん見つかります。しかし慣れないときちんと洗うことは難しいですね。ここでもマインドフルネスが力を発揮します。すなわち、マインドフルに心を込めて手を洗うのです。

（1）宣言する

まずは手を洗うと宣言します。宣言することによってマインドフルネスが起動して注意が手を洗う行為に注がれます。

（2）蛇口は左手で、宣言してから

ドアノブと一緒です。蛇口の取っ手にはウイルスがついているかもしれませんので左手でひねることにします。「左手で蛇口をひねる」などと宣言してからひねるのがよいでしょう。うっかり右手でとか宣言を忘れた時は、マインドフルネス3秒ルールです。

（3）せっけんで手を洗う

この時も宣言してからせっけんをつけましょう。洗い残しのないように順序よく手を洗います。

まず流水で手を濡らし、せっけんをつけます。

①手のひらをすりあわせて洗う
②手の甲を他方の手のひらでこすり洗い（両手）
③指を組んで指の間を洗う
④親指をもう片方の手で包み洗い（両手）
⑤指先をもう片方の手のひらでもみ洗い
⑥両手首を丁寧に洗う

最後に流水でよくすすぐ

最近は手洗いについての動画もYouTubeで公開されています。嵐やピコ太郎など芸能人が歌や踊りとともに紹介している動画もありますので検索してみてください。

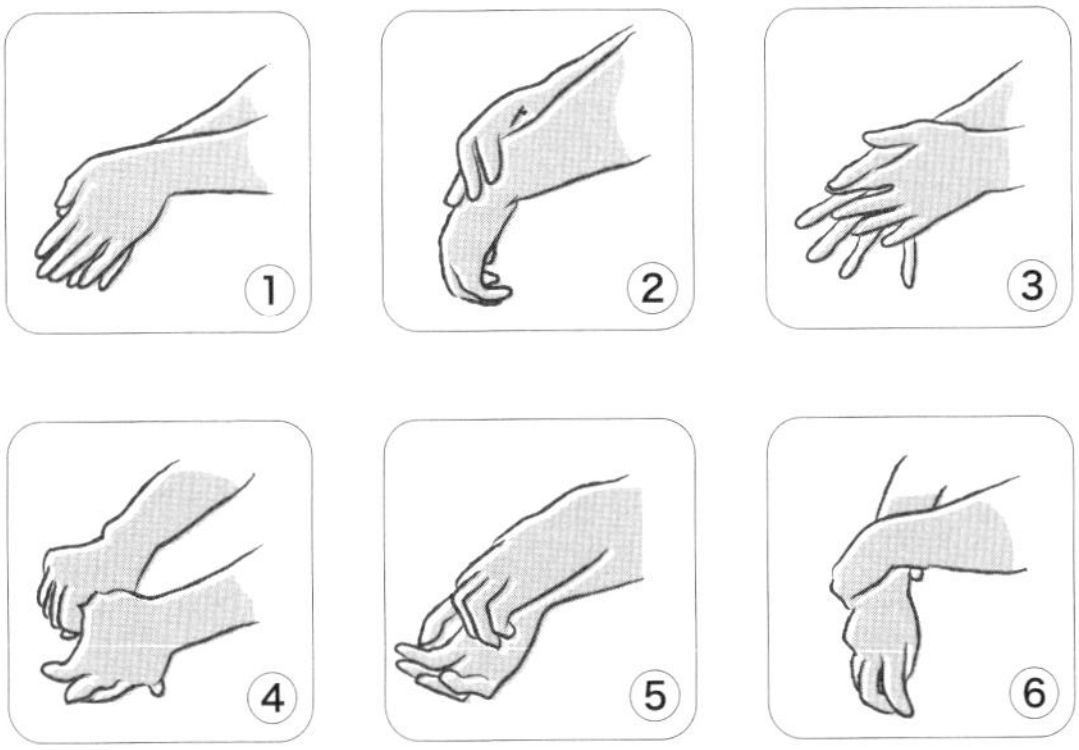

楽しむ！

「もう指紋は拭いた。さわったところは覚えておいて」

映画『ボーン・アイデンティティー』（2002年　米）での1場面です。記憶喪失ながらも抜群の戦闘力を持つジェイソン・ボーンがたまたま出会い、一緒に逃避行をすることになったマリーが朝起きた時に言ったセリフです。

どこにさわったかを記憶しておくためには常にマインドフルに行動する必要があるでしょう。逃避行をしている二人ではありませんが、コロナと戦う私達にとっても有益なことでしょう。もちろん、指紋を残さないためではなく、常にマインドフルであり続けることと感染の機会を減らすためです。

この節を書いている今、文章を書くこと自体に熱中していてマインドフルネスが途切れていました。ふと気づくとキーボードから手を放して左手で目をこすろうとしている自分に気づきました。

続けて「おっと危ない！　まだまだだなあ」というかすかにネガティブな想念に気づき、そちらも3秒ルールで「まだまだだと思った」と実況中継しておきます。そして目のかゆみを感じ、変化して行くかゆみ、減少して行く感覚を味わい、キーボードに手を戻してこの文章を書いています。

読者の方々も右手と左手のエクササイズに取り組まれると、きっとたくさんの「しまった！」を経験し、自分がどれだけ無自覚に（マインドレスに）生きているのかと愕然とすることでしょう。

そんな時には「自分はダメだ！　マインドフルネスに向いてない」と落ち込んだり、「コロナに感染する！」と不安や恐怖にとらわれたりすることもあると思います。

そんな時こそ3秒ルールで落ち込みや不安、恐怖を緩和しておいてほしいのです。ストレスによって免疫は弱くなり、癒しによって免疫は強化されるからです。やがてマインドフルネスの効果が出て、そんな状況を楽しんでいる自分に気づくかもしれません。

次の章ではストレスと免疫に関して解説します。

第7章

免疫力を強化するマインドフルネス

免疫を強めてコロナに勝つ身体を！

コロナに感染するのではないか！　と心配すればストレスになります。しかし、ストレスは免疫の大敵です。心配することによって免疫を弱めてしまえば本当にコロナにかかってしまうかもしれません。その意味でもストレスを解消するマインドフルネスはとても有効です。この章ではさらにマインドフルネスによって免疫力自体を強めてコロナに勝つ身体を作る方法を考えます。

ストレスがかかると免疫は弱くなる

うつ病の原因として有力視されているのが脳内のセロトニンの減少です。幸せホルモンと言われるセロトニンはマインドフルネスによって増加するという仮説もあります。

「セロトニン研究」の第一人者である東邦大学名誉教授の有田秀穂博士は、座禅の呼吸法が脳内のセロトニン神経を活性化させるという「座禅のセロトニン仮説」を提唱しています。

長期間にわたり過大なストレスがかかるとストレスホルモンとして副腎からコーチゾールが分泌されて免疫力が落ちてしまうことが知られています。その反対にネガティブ思考を手放し、ネガティブ感情を癒すマインドフルネスがセロトニンを増加させることと、そしてその結果として免疫を強化することは想像に難くありません。

セロトニンを増やす習慣とマインドフルネス

もっと積極的にセロトニンを増やすいろいろな方法があります。よく知られているのはリズミカルな運動です。ウォーキングは特にお勧めです。とりわけ朝、太陽の光を浴びながらウォーキングをすることでセロトニン分泌が促されます。運動開始後5分ほどでセロトニン分泌が始まり20～30分ほどでピークを迎え、その後疲れると逆に低下します。自分にとってきついと感じる運動では逆効果になる可能性もあります。

ここでもマインドフルネスが有効です。心地よいと感じているか、少し無理をしているのかは自分の心と身体に聴いてみなくてはなりません。特にうつになりやすい人は頑張り屋さんなので、ノルマだからと無理しがちです。俯瞰の視点、客観視の視点を保つためにもマインドフルにウォーキングしましょう。

マインドフルにウォーキングとは「今、ここ」で自分がウォーキングしていると気づき、身体と心の声を聴きながら歩くことに集中できていることです。その反対は何か考え事をしながら、もしくは上の空で歩いている状態です。けがをしたり無理をしたり、セロトニンが逆に低下したりする危険があります。

オキシトシンのこと

免疫力と言えばオキシトシンも重要です。オキシトシンもまた脳内ホルモンであり、別名「愛情ホルモン」とも呼ばれており、免疫力をアップする効果があると言われています。もともとは妊娠・出産・授乳時に大量に分泌されるホルモンですが、それ以外でも好きな人、愛する人とのハグやキス、さらにぬいぐるみを抱きしめたり、ペットをなでたりすることでもオキシトシンレベルは上昇します。

人と人との心のつながりによって分泌されるオキシトシンですが、コロナの影響で距離を置くことが求められている今こそ、意図的にオキシトシンを分泌させる行動が必要です。

直接的に接触しなくても他者に思いやりや感謝の気持ちを持つことでもオキシトシンは分泌されます。前の章、「ドアを左手であける：レベル3「扉の向こうの人の幸せを祈る」を紹介したのもこの意味があったのです。その他、次の章で紹介する「慈悲の瞑想」も効果的です。「扉の向こうの人の幸せを祈る」も「慈悲の瞑想」もその効果を最大限に引き出すにはマインドフルネスが欠かせません。

その他、「朝のウォーキング」で出会う人に挨拶をするとか、人によって遠く離れている家族に久しぶりに連絡してみるなども有効でしょう。もしも疎遠になっているとしたらこれもいい機会です。電話やスカイプで近況を尋ねてみてはいかがでしょう。

体温を上げるには

人の体温はおおむね36・5度前後で保たれています。昔の人に比べて最近の日本人は低体温の人が多くなっていると言われますが、それは免疫の観点からとてもよろしくありません。体温が約1度低下すると、基礎代謝は約12%、免疫力は約30%もダウンしてしまうと言われています。太りやすくなるうえ、ウイルスに感染する危険性が増えるでしょう。

熱は筋肉で創られますから、体温を上げるためには筋トレが必要です。ここでもマインドフルネスは大きな役目を果たします。筋トレの基本は、「鍛えている筋肉に意識を向けること」です。考え事をしながらうわのそらで運動したり、より重いおもりを持ち上げようと欲にかられたりすれば、身体の声を聴くことはできません。事故や故障、けがをするかもしれません。

恥ずかしい話ですが私も運動中にケガをした時はたいていマインドフルネスが途切れていた時でした。子供にいいところを見せたいという欲、限界を超えておもりを上げたいという欲に駆られていた時、疲れて頭がぼうっとしてマインドフルネスが途切れた時、そんな時に得てしてケガをしたものです。

やりすぎ、疲労はストレスを生み、免疫力を下げてしまいます。今、鍛えている筋肉に気持ちを向け、そして身体の声を聴きマインドフルに運動をすること、それが筋トレの基礎です。

どの筋肉を鍛えるとよいか？　回数は？　そういった具体的なことは筋トレの専門家にお任せします。マインドフルな筋トレで筋肉量を増やし、基礎代謝と免疫力をアップすることもwithコロナの時代を生き抜くうえで重要なスキルになるでしょう。

睡眠・免疫・マインドフルネス

睡眠不足によって免疫力が弱くなるという報告がたくさんあります。また、うつ病と睡眠障害との関係も深いと言えます。つまり、心の健康と免疫力に関して睡眠はとても重要であるということですね。良質な睡眠と、マインドフルネスによってぐっすり眠る方法について考えてみます。

睡眠中に分泌が増えるホルモンとして成長ホルモン、メラトニンなどが知られています。成長ホルモンは発育と細胞の修復に関係しています。ノンレム睡眠（深い睡眠）で分泌が増加します。メラトニンは睡眠ホルモンとも呼ばれ、身体が眠るための準備と免疫に重要な役割を果たします。

朝、目覚めて太陽の光を浴びると約15時間後にメラトニン（睡眠ホルモン）が増加すると言われています。必要な睡眠時間は個人差がありますが、おおむね7時間は確保したいところです。7時間以下の睡眠時間が続くと集中力や作業能力が低下するというデータがあるからです。以上を踏まえて不眠症で悩む方には「今日のうちに寝て、朝日をあびること」をお勧めしています。

朝起きるのが遅いとメラトニンの分泌が遅れて夜が眠れなくなりますから、さらに朝起きるのがつらくなります。悪循環が続いて昼夜逆転する危険性が高まります。

疲れたら昼寝をしてもよいかとよく聞かれます。長い昼寝は睡眠のリズムを崩しますから、15分〜30分程度にとどめるのがよいでしょう。パワーナップと言って短時間昼寝をすることで生産性をアップすることができるという話もあります。私も昼休みに15分程度の昼寝、もしくは瞑想をするようにしています。

夜間はなるべく早くパソコンやスマホの電源を切り、ブルーライトを目に入れないことも大切です。ブルーライトによってメラトニンの分泌が妨げられて寝つきが悪くなります。

昼間忙しい時には気がまぎれます。しかし夜、眠ろうとするとコロナのストレスで不安や心配、恐怖感に悩む人もいるでしょう。仕事のことや今後の不安など、クヨクヨしているとますます眠れなくなってしまいます。そんな時こそ、マインドフルネスが威力を発揮します。

「不安にとらわれていた」と実況中継してみたり、「この先どうなるんだろう……と考えた」などと「……と考えたチャレンジ」で客観視しておけば、不安感が軽減されるでしょう。

そのうえで呼吸に注意を向け、お腹が膨らんだ、へこんだと実況を続けて行けば「今、ここ」に留まれますからマインドフルネスの練習になるとともに心が穏やかになって来ます。

普段のマインドフルネスの練習ではそのまま眠ってしまうことは避けてほしいのですが、この場合は不眠症の改善のための瞑想ですからそのまま眠ってしまってもかまいません。ただし、これはマインドフルネスの練習ではなく、不眠改善のための瞑想であると心の中で宣言しておくのがよいでしょう。

うつを防ぐ生活習慣

政府の非常事態宣言を受けて東京などの大都市圏では自宅待機や在宅勤務をする人が

増えました。そのため生活リズムを崩してしまっている方も多いのではないでしょうか？

体内時計（概日リズム）の乱れは、うつ病を始めとする精神疾患のみならず、糖尿病・肥満など多くの疾患で症状の悪化を招く危険性が指摘されています。そんな中、日本うつ病学会が4月7日に公表した「心の健康を保つ自己管理術11カ条」がとても役に立つと考えましたので転載します。「11カ条」とマインドフルネスで心の健康を保ち、「コロナうつ」を防ぎましょう。なお、原本は日本うつ病学会のホームページで閲覧できます。

1 日課を設定する
2 同じ時刻に起きる
3 朝の光を屋外であびる（三密はさけて）
4 外出できなくても窓際で2時間過ごす
5 仕事や学習、友人との電話、料理など日課は同じ時間に
6 同じ時間に運動をする

7 同じ時間に食事をする
8 人との交流を保つ（ネットや電話でも可）
9 昼寝は30分以内に
10 夜間はブルーライト（スマホ・PCなど）を避ける
11 起床と就寝の時間を決め睡眠リズムを保つ

――「日常生活を規則的に送るための自己管理術」から抜粋

第8章

with コロナの世界を生き抜く

コロナの前、コロナのあと

　私たちが当たり前だと思っていた日常はすべて壊れ去りました。諸外国では毎日のようにどこそこの国では渡航制限が、とか、都市が封鎖された、とか、食糧品店と病院以外は閉鎖だ、とか、外出禁止を破ると罰金か禁固刑が課せられるなどと報道されています。そのせいで社会全体のストレスや緊張感は高まり、暴動が起こっている国や地域もあると報道されています。

　幸い日本では5月25日に緊急事態宣言が解除されました。東京都でも6月1日に新型コロナ対策の規制緩和のステップ2へと移行し公立学校が再開され、劇場やスポーツジムなどに出されていた休業要請が緩和されました。ところがその直後の2日には34人の新型コロナウイルス陽性者が確認されて東京アラートが発動され、レインボーブリッジや都庁が赤くライトアップされました。

　この文章を書いているのは6月です。この本が出るころに日本が、そして世界がどのような姿になっているか私には予想はできません。ただ、今までのコロナがなかった世界に戻ることはないでしょう。政府は5月4日に「新しい生活様式」を公表しました。これは厚生労働省のホームページで閲覧、ダウンロードが可能です。

感染防止の3つの基本として①身体的距離の確保②マスクの着用③手洗い、をあげているほか、日常生活の各場面でいかに生活すべきかを提案しています。たとえば買い物では通販を利用し、店舗に行くとしても計画を立てて素早く済ませて電子決済を利用すること、娯楽やスポーツも自宅で動画を活用し、ジョギングも少人数ですれ違う時には距離をとるなど、細かい注意点が掲載されています。食事や冠婚葬祭でも多人数での会食をさけ、料理に集中しておしゃべりは控えめにするよう勧められています。

これらを見ると、今までの生活からがらりと変わった世界になることは想像に難くありません。人々の交流や経済活動は縮小するでしょう。リーマンショック級の不況が来るとの予測もあります。体力のある大企業なら持ちこたえるかもしれませんが、コロナ禍が長引けば、少なからぬ中小企業が倒産や廃業に追い込まれる可能性もあります。5月15日にはアパレル大手のレナウンが民事再生法の適用を申請し、その後子会社や下請け会社が連鎖倒産しています。世界恐慌・大恐慌となる可能性があります。

歴史に学ぶ

前回、1929年世界恐慌はニューディール政策後、第二次世界大戦による軍需景気まで続きました。つまり、大恐慌を回復させるのに戦争が必要だったということです。今回も戦争になってしまうのでしょうか？　多くの国で核兵器を持っているのに戦争なんか始めたらそれこそ大変です。また、日本ではまだ報告されていませんが、諸外国では暴動も報告されています。

もう一つの懸念は、うつ病と自殺の増加です。1990年代のバブル崩壊後、徐々に増加した日本の自殺者数は1998年（平成10年）には3万人を超えました。2004年に3万4千人を超えてピークとなったあと、徐々に減少して現在は2万人台で推移しています。これも今年から始まる不況でどうなるか懸念されます。失業率が1%上がると、自殺者が2300人以上増えるという試算もあります。

戦争による軍需景気か、長引く不況によるうつ病と自殺の増加か？　この二択であればどちらにせよお先真っ暗です。このまま「恐怖と怒りに支配される世界」となってしまうのでしょうか？　それとも別の選択肢があるのでしょうか？

私は別の選択肢として「愛と慈悲に満ちあふれた世界」が可能だと考えています。そしてその可能性を持っているのがマインドフルネスなのです。マインドフルネスというメンタルヘルスの切り札がこの時代に新しく登場し、徐々に知られるようになっています。まさにコロナ禍にあえぐ世界を救うタイミングで、です。

新しい世界でのマインドフルネスの役割

「コロナが怖い！　どうしよう！」と不安と恐怖にとらわれていては冷静な判断はできません。必要以上に自粛していれば経済活動が滞り、個人としても収入がとだえ、社会全体としても不況から脱出できなくなるでしょう。むしろ免疫力を弱めて感染の危険を増やしてしまうかもしれません。

しかし現実を無視して「まあ何とかなるでしょう」とむやみにポジティブ思考してい

ても、それはあまりに無責任だし、危険な行為をして感染拡大の愚を犯してしまう危険性があります。

また無理やりのポジティブ思考ならいつかメッキがはげてしまうでしょう。なぜなら、無理にポジティブを装っていても心の底ではコロナの恐怖が渦巻いており、そこから目をそらしているだけだからです。

ここはやはりマインドフルネスの出番です。マインドフルネスとは「今、ここ」の現実に気づき、客観視することです。そしてマインドフルネスにはネガティブ思考を手放してネガティブ感情を癒す効果があります。コロナ禍によって「恐怖と怒り」にとらわれてしまった時、「恐怖と怒り」にとらわれている自分」を客観視できたなら、ほっと一息ついて冷静になれるでしょう。その結果、「今、ここ」で必要な知恵と解決策が湧くのです。

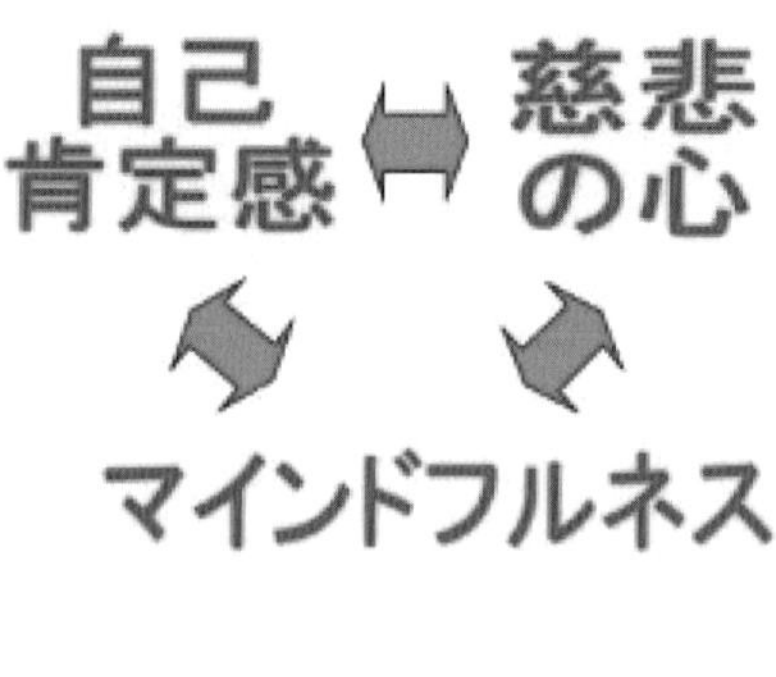

さらにマインドフルネスには自分と他人を愛し、慈しむ効果があります。自分を愛することを自己肯定感、そして他者への思いやりを慈悲と呼びます。この3つは相乗効果的に発達しお互いに強化しあいます。

ここでマインドフルネスを補強し、「愛と慈悲の世界」を創るために役立つ3つの補助的なツールを紹介します。それは「慈悲の瞑想」「I（アイ）メッセージ」「傾聴」です。

1 慈悲の瞑想

慈悲の瞑想を実践することで自分自身と他者への慈悲を同時に育むことができます。マインドフルネスの状態では慈悲の心が増強します。逆に慈悲の心が発動している時にはマインドフルネスの状態になっていることが多いのです。マインドフルネスの練習とともに慈悲の瞑想の実践を勧めている指導者も多く、私も自分自身が毎日実践するとともにセミナーの参加者さんにはいつも慈悲の瞑想を勧めています。次の第9章で詳しく説明します。

2　Iメッセージ

「愛と慈悲の世界」の実現には自分を愛し、大切にする心、すなわち自己肯定感を強化することが必要です。これまでのように強者におもねって忖度(そんたく)し、遠慮していては自分の心を殺してしまいます。自分を愛し、大切にするために最も必要なこと、それは自分の心の声を聴き、尊重することです。たとえばイヤなことには毅然として「ノー」と言い、欲しいものには遠慮せずに手を挙げることができる、そんなメンタリティが必要になります。

そのために役立つ具体的なツールとして「Iメッセージ」を第10章で紹介します。Iメッセージとは「〈私〉を主語として自分の事情と心の声を伝えるもの」です。〈あなた〉を主語として相手を非難・批判・指示・命令する「YOUメッセージ」と対比されます。なお、自分の心の声を聴くとはマインドフルネスそのものです。Iメッセージを実行すること自体がマインドフルネスのトレーニングにもなるのです。

3　傾聴

私たちは子供のころから話を聴いてもらえませんでした。話を聴いてほしいだけなのにいつの間にか話を中断されてアドバイスされるたびに「聴いてほしいだけなのになあ……」と欲求不満になっていました。「今忙しいからあとで」「うるさいなあ」「少しは自分で考えたらどう？」そんな言葉を聞くたびに少しずつ自己肯定感は弱くなりました。

話の腰を折らず、アドバイスせず、批判せず最後まで話を聴く「傾聴」はあなたの身近な大切な人に対するとても素晴らしい愛のプレゼントです。他者に対して愛を届けるとともに、マインドフルネスのトレーニングにもなります。なぜなら、人の話を聴いている時にうっかり話の腰を折り、アドバイスし、批判したくなるからです。その心の動きに気づくにはマインドフルネスが最適です。第11章で傾聴について解説します。

「マインドフルネス」と「慈悲の瞑想」、「Iメッセージ」、「傾聴」のコラボで「愛と慈悲の世界」を実現することが可能だと考えています。

「恐怖と怒りの世界」とか「愛と慈悲の世界」などと聞くとどこか観念的でわかりくいですね。たとえば、紙類の製造は続いているので冷静になって買いだめしないように、とアナウンスされていたにもかかわらず、トイレットペーパーが足りなくなり店頭から消えた時期がありました。事実その後、トイレットペーパーに関しては店頭に戻って来ました。「奪いあえば足りない、譲りあえば足りる」というスローガンを聴いた人もいるでしょう。「愛と慈悲の世界」を実現すること、それは私たちの日常生活の中で必要とされているのです。そしてそれは、マインドフルネスと「慈悲の瞑想」「Ｉメッセージ」「傾聴」によって可能になるのです。

第9章

慈悲の瞑想

マインドフルネスはなぜ慈悲の心をはぐくむのか

この章では「慈悲の瞑想」について解説します。マインドフルネスとは「今、ここ」の現実を客観視することですから、他人への慈悲の心など関係ないと思われるかもしれません。好きも嫌いもない、たんなるニュートラルなものであり、冷ややかな目で世界を観るのではないか？　もしもそう思われているのであればそれは違います。マインドフルネスを実践して行くと慈悲の心が芽生え、はぐくまれます。

ふだんの私たちは「自分が自分が！」というエゴの世界に生きています。自分にとって得になるか、それとも損をしてしまうのかという観点からものを観て判断しています。マインドフルネスの状態になった時、あるがままの自分と世界の関係が観えてきます。すなわち、自分一人では生きて行くことはできないのであり、全世界の生きとし生けるものがおたがいに助け合って生きて行く姿です。

ただし、他者に対する慈しみが自分を犠牲にしたものではいけません。それでは無理をしていますし、長続きはしませんね。さらに、「頑張って慈しむぞ」というのもちょっと違います。マインドフルネスの結果、自然に慈悲の心になっています。その逆に慈悲の心である時はマインドフルネスも同時に起動しているものです。

慈悲の瞑想をして最初に心を慈悲のモードにセットしておくとマインドフルネスへと入りやすくなります。昔から「マインドフルネス瞑想」をする前に慈悲の瞑想を唱える修行者が多いのはそのためです。

なぜ自分の幸せから祈るのか？

まずは以下の「慈悲の瞑想」全文を見てください。できれば声に出して読んでみましょう。なお各連（ブロック）の最後の行の（3回）というのは、この行の文章だけは3回読むという意味です。

☆☆☆慈悲の瞑想☆☆☆

私が幸せでありますように
私の悩み苦しみがなくなりますように
私の願いごとが叶えられますように
私に悟りの光が現れますように
私が幸せでありますように（3回）

私の親しい人々が幸せでありますように
私の親しい人々の悩み苦しみがなくなりますように
私の親しい人々の願いごとが叶えられますように
私の親しい人々にも悟りの光が現れますように
私の親しい人々が幸せでありますように（3回）

生きとし生けるものが幸せでありますように

生きとし生けるものの悩み苦しみがなくなりますように
生きとし生けるものの願いごとが叶えられますように
生きとし生けるものにも悟りの光が現れますように
生きとし生けるものが幸せでありますように（3回）

私の嫌いな人々も幸せでありますように
私の嫌いな人々の悩み苦しみがなくなりますように
私の嫌いな人々の願いごとが叶えられますように
私の嫌いな人々にも悟りの光が現れますように

私を嫌っている人々も幸せでありますように
私を嫌っている人々の悩み苦しみがなくなりますように
私を嫌っている人々の願いごとが叶えられますように
私を嫌っている人々にも悟りの光が現れますように
生きとし生けるものが幸せでありますように（3回）

この本の前の方で、マインドフルネスの練習方法には大きく分けて2種類あって一つは「今、ここ」でマインドフルネスになる方法、そしてもう一つが偶然のマインドフルネス体験を有効活用する方法であると書きました。前者、すなわち「今、ここ」でマインドフルネスになる練習方法には「瞑想」や「ヨガ」さらには「作務」などがあります。そして後者の偶然のマインドフルネス体験を有効活用する方法がマインドフルネス3秒ルールでした。

慈悲の瞑想は意図的に瞑想をするのですから前者の「今、ここ」でマインドフルネスになる方法に分類されます。つまり、意図的に、マインドフルに慈悲の瞑想を唱えることが修行の要点となります。

ところで慈悲とは「他者を思いやること」です。それなのに、なぜ私の幸せから祈るのでしょう？「私が幸せでありますように」――慈悲の瞑想の最初の一文です。慈悲とは慈しみの心でありすべての人々、生きとし生けるもの幸せを祈る心です。ところが私の幸せから始まっています。なぜでしょう？

自己肯定感の弱い人の中にはこんな人がいます。「私はあるがままの自分を自分では肯定できません。そんな私を肯定してもらうために、私はあるがままの自分を否定していわゆるよい子になります。だから私を肯定してください」

自己肯定感が弱い人が他人の幸せを祈ろうとすると、そこには打算が生まれます。つまり自分を肯定してほしいという気持ちです。だから自己肯定感の弱い人は「ノー」という時に罪悪感をおぼえてしまうのです。

「自分さえ犠牲になれば丸く収まる」

「自分の欲求を殺して人の言うことを聞く」

「欲しがりません！」

「イヤがりません！」

そんな気持ちと慈悲は違います。お互いに依存しあう関係になってはだれも幸せになれません。他人の幸せを祈るためには、まず自分が幸せであることが必要です。自分が幸せだから人の幸せを祈れるのです。

そこで慈悲の瞑想の最初の文です。私自身の幸せをまず祈ります。どうぞ声に出して読んでみてください。「私が幸せでありますように」……。

幸せが実感できますか？　ところで、幸せとは何でしょう？

幸せとは何か？

人によってそれぞれの感じる幸せは違うでしょう。たとえば、悩み事がある人はきっとこう思うでしょう。「ああっ！　この悩みさえ解消してくれたらどんなに幸せだろう!!」病気やけがで苦しんでいる人はきっとこう言うはずです。「この痛み、苦しみさえ治ってくれたらほかには何もいらない!!」

悩み苦しみがある人にとっての喫緊（きっきん）の課題は、その悩み苦しみが消えることです。

「早くコロナが収束してくれ！　店が、会社が、経営が……ああっ！」

運がよければ事態は好転するかもしれません。絶対解決が不可能だと思っていた悩みも時がたつにつれて解決しました。あんなに激しかった痛みも徐々に消え去りました。

「ああっ！　神様！　ありがとうございます。私は幸せです」

しかし時がたつにつれ、悩み苦しみが消え去ってしばらくするとどうでしょう？　だんだんと別の欲が出て来ます。

「あれも欲しい。これも欲しい」「こんな夢が叶うといいな」

悩み苦しみがあるうちはそれさえなくなれば幸せだと思っていました。しかしのど元すぎれば熱さを忘れるのことわざのとおりです。

運に恵まれ、努力を惜しまず頑張ればあれもこれも手に入るかもしれません。夢も叶うでしょう。「ああっ！　神様！　ありがとうございます。私は幸せです」

功成り名を遂げて一時は幸せを感じるかもしれません。しかし諸行無常の言葉のとおり、形あるものいつかは崩れ、得たものは必ず失われる運命にあります。今度はせっかく得たものを失うのではないかと不安に思うようになるでしょう。

そして「もっともっとたくさん手に入れなければ！」と欲にとらわれてしまうかもしれません。せっかく手放すことができた悩み苦しみでしたが、また新しい悩み苦しみが発生するかもしれません。

不安や悩み苦しみをかかえ、欲にとらわれている時、私たちは幸せを感じるどころかネガティブ思考し、ネガティブ感情に巻き込まれているでしょう。永続する幸せはないのでしょうか？

ネガティブ思考し、ネガティブ感情に巻き込まれている時にどうするか？　それがこの本の主題、すなわちマインドフルネスでした！　悩み苦しみをかかえ、欲にとらわれてネガティブ思考し、ネガティブ感情に巻き込まれているまさにその瞬間、そんな自分を客観視できたとしたらどうでしょう？

一歩引いた視点に立ち、冷静に自分を客観視する時、悩み苦しみを手放し、際限のない欲から身を引いてほっと一息つけるはずです。それがマインドフルネスです。

ところで「慈悲の瞑想」の文の中の「悟りの光」とは何でしょう？　あるがままの現実をくもりのないまなこであるがまま観ること、それが悟りです。そして自分と自分を取り巻く世界を、リアルタイムかつ客観的に観るマインドフルネスが悟りそのものです。慈悲の瞑想の最終の文の悟りの光とはマインドフルネスのことだったのです。慈悲の瞑想の最初の連（ブロック）をもう一度掲載します。

☆☆☆

私が幸せでありますように

私の悩み苦しみがなくなりますように

私の願いごとが叶えられますように

私に悟りの光が現れますように

私が幸せでありますように（3回）

☆☆☆

悩み苦しみがあるならばその悩み苦しみがなくなることが第一の幸せです。それが叶えば、次には願い事が叶うことが幸せになります。しかしなくなった悩み苦しみはいつか戻ってきます。せっかく叶った願い事も、いったん手に入れた富も、いつかは失われてしまう危険性があります。だから悟りの光＝マインドフルネスで心の平安を得るのです。それが本当の幸せなのです。

慈悲の瞑想＋マインドフルネスで心の平安、真の幸せを手に入れてください。

私から広がる幸せの輪

私は幸せになれました。しかし私の親しい人たちが苦しんでいたら、はたして本当に幸せでしょうか？　きっと私は悲しく感じるでしょう。

たとえマインドフルであったとしても悲しさを感じないわけではありません。その悲しさにとらわれてしまうことがないだけです。親しい人々も幸せであってほしいと願うことでしょう。幸せにしてあげたいと思うことでしょう。

そんな時に、悩み苦しみ、そして欲にとらわれている親しい人たちの幸せを祈れるとしたら、その人は幸せな人でしょう。もしも自分がマインドフルでなければその人たちの悩み苦しみや欲に巻き込まれて共倒れになってしまいます。親しい人たちの幸せを祈れるのはマインドフルネスで幸せを感じることができる人だけです。

しかし自分自身のマインドフルネスが完成するまで待っていては、いつになるかわかりません。だから慈悲の瞑想では先に私の親しい人たちの幸せも祈ってしまいます。

他人の幸せを祈れるのはマインドフルな時だけです。だから心を込めて、他人の幸せを祈る行為をとおして、自分自身のマインドフルネスを確立し強化することができるのです。

さらに、心を込めて他人の幸せを祈れるのは自己肯定感が強くて幸せな人だけです。だから心を込めて、他人の幸せを祈る行為をとおして、自分自身の自己肯定感を強化し、幸せを実感することができるのです。「情けは人の為ならず」ですね。

自分自身から始めて親しい人たちの幸せを祈ったら、その尊い祈りを一気に「生きとし生けるもの」にまで広げてください。それはきっとそんなに難しいことではないはずです。ここで二つ目と三つ目の連を掲載します。心を込めて読んでみてください。

☆☆☆

私の親しい人々が幸せでありますように
私の親しい人々の悩み苦しみがなくなりますように
私の親しい人々の願いごとが叶えられますように
私の親しい人々にも悟りの光が現れますように
私の親しい人々が幸せでありますように（3回）

生きとし生けるものが幸せでありますように
生きとし生けるものの悩み苦しみがなくなりますように
生きとし生けるものの願いごとが叶えられますように
生きとし生けるものにも悟りの光が現れますように
生きとし生けるものが幸せでありますように（3回）

☆☆☆

もしかしたら胸に熱いものを感じることができるかもしれません。

嫌いな人の幸せを祈れますか⁉

ところが「慈悲の瞑想」では、ここで「私の嫌いな人」が出てきます。嫌いな人や私を嫌っている人の幸せなんか本当に祈れるのでしょうか？　それどころか「不幸になれ」とまで考えてしまうかもしれません。

幸せな時、人は微笑みます。嫌いな人が微笑んでいるところを想像してみましょう。とてもイメージできないですか？　では、最初からものすごく嫌いな、ラスボスみたいな人を想定して幸せを祈るのではなく、〝ちょっと苦手な人〟ぐらいから始めてはいかがでしょうか。

私が嫌いな人にも大切な人がいるでしょう。また、その人を愛している人もいるはずです。私が嫌いな人は、私には微笑まなくても、その大切な人に対してはきっと微笑んでいるでしょう。私とは関係がないけれども、どうか幸せになって微笑んでいてください。そう願うことはできそうです。

どうしてもイメージできない時は、言葉だけでもいいので呟いておいてください。嫌いな人の幸せを祈るなんてものすごく難しいことなのですから、最初はできなくて当然です。あきらめずにチャレンジしてください。そして「無理だ〜」という想念を、そう、3秒ルールで中和しておいてください。

そしてもう一度言いますが、最初はちょっと嫌いぐらいの人から始めてください。最初からものすごく嫌いな人でチャレンジするとくじけます。慈悲の瞑想の4連目と5連目、最終行を掲載しておきます。

☆☆☆

私の嫌いな人々も幸せでありますように
私の嫌いな人々の悩み苦しみがなくなりますように
私の嫌いな人々の願いごとが叶えられますように
私の嫌いな人々にも悟りの光が現れますように

私を嫌っている人々も幸せでありますように
私を嫌っている人々の悩み苦しみがなくなりますように
私を嫌っている人々の願いごとが叶えられますように

私を嫌っている人々にも悟りの光が現れますように

生きとし生けるものが幸せでありますように（3回）

☆☆☆

あなたが嫌いな人やあなたを嫌っている人の幸せまで祈って、本当に生きとし生けるものの幸せを祈ったことになるのです。マインドフルに慈悲の瞑想を唱えることができた時、あなたのマインドフルネスと自己肯定感は格段に強化されることでしょう。そして一人ひとりがマインドフルネスで幸せを感じることができる世界が実現すればいいなと思います。

第10章

マインドフルネスで築く新しい人間関係

最大のストレスは人間関係にあり！

withコロナの世界の一つの可能性として「恐怖と怒りの世界」から「愛と慈悲の世界」への転換というアイデアを紹介し、そのためのツールとしての「慈悲の瞑想」を解説しました。自分自身の幸せから始めて親しい人たちの幸せを、そして生きとし生きるものすべての幸せを祈る慈悲の瞑想はとてもパワフルなツールです。

しかし、私たちは現実の世界に生きている人間ですから、日々様々なストレスにさらされています。毎日慈悲の瞑想を唱えても、現実の世界で反目しあっていては効果半減です。慈悲と愛に満ちた人間関係をつくるには、まずは自分を大切にして自分を愛するところから実践して行くのがよいでしょう。

自分を大切にするには、たとえば好きな音楽を聴く、リラックスできるアロマやお風呂に入る、好きな食べ物を食べるなども有効です。しかしストレスの一番の原因は何といっても人間関係ですから、そこを改善して行く努力が必要です。

小さなノーから始めよう

あなたがいつもホントはイヤだけどノーと言えず我慢していることは何ですか？　たとえばこんなことです。

☆町内会の掃除
☆子供の部活の手伝い
☆共働きなのに夫が家事を手伝わない
☆上司がパワハラでダメ出しばかり
☆義母が勝手に子供におやつをあげる
☆子供が脱いだ下着をかごに入れない
☆受け持ちの要介護者のセクハラ行為
☆終業時間まぎわの突然の残業依頼

あるものは何度かやめてと言ったことがあるが、直らないのであきらめたものもあるでしょう。また、ノーと言えば嫌われたり批判されたりするのではないかと恐れてイヤイヤやっているものもあるのではないですか？

本当はイヤだと思いながら我慢してやっている時、私たちは自分自身を裏切っています。「自分の本心なんか大切ではない！」という破壊的なメッセージが潜在意識に書き込まれ、上書きされ、やがて「自分なんて……」という自己肯定感の弱さを強固なものにしていきます。

では頑張って、清水の舞台から飛び降りるつもりでおそるおそるノーと言ってみますか？　自己肯定感が弱い人が恐る恐る自己主張しても、「まあそう言わず……」とごまかされるか、「何を言っているんだ！」と叱られたりしてその思いはなかなか相手には届きません。その結果、何を言ってもダメなんだというあきらめの気持ちからさらに自己肯定感を弱める結果になりがちです。

怒りのパワーを借りて〝キレて〟みてはどうでしょう？　一時的には自分の主張が通るかもしれません。しかしそんな自分を好きにはなれず自己嫌悪にひたることになりそうです。ではどうしたらよいのでしょう？

まずはできそうなところから手をつけることにしましょう。今すぐ「ノー」と言える項目を0点、絶対無理！を100点として点数化しておきます。たとえば先ほどの例で言えばこんな感じでしょうか？

☆町内会の掃除↓50点
☆子供の部活の手伝い↓60点
☆共働きなのに夫が家事を手伝わない↓30点
☆上司がパワハラでダメ出しばかり↓80点
☆義母が勝手に子供におやつをあげる↓30点
☆子供が脱いだ下着をかごに入れない↓20点
☆受け持ちの要介護者のセクハラ行為↓70点
☆終業時間まぎわの突然の残業依頼↓100点

先を読み続ける前に、まずは自分がいつも我慢していること、本当はこうしてほしいと思っていて黙っていること、怖くて言い出せないことをリストアップしてください。

次のページに記入欄をもうけました。

それぞれの項目に点数をつけてみましょう。相手がだれかによって、立場によって点数は変わってきますので自分がどのくらいイヤでどのくらい我慢しているのかを点数化します。

ご自分で表をつくる場合は、点数が低い項目から順に並べましょう（Excelを使うと項目が増えた時に並べ替えが楽ですね）。先ほどの例では、こんな感じに並びます。

〈並び替え例〉

☆子供が脱いだ下着をかごに入れない↓20
☆共働きなのに夫が家事を手伝わない↓30
☆義母が勝手に子供におやつをあげる↓30
☆町内会の掃除↓50
☆子供の部活の手伝い↓60
☆受け持ちの要介護者のセクハラ行為↓70
☆上司がパワハラでダメ出しばかり↓80
☆終業時間まぎわの突然の残業依頼↓100

「ノーと言う」練習・実践編

準備ができたらなるべく点数が低いところを選んで、実際のその場面を待ちます。その晩、料理を食べ終わったら夫は寝転がってテレビを見始めました。食器の片づけはいつも妻である自分がするのが当然と思っているのです。そこで蛮勇をふるって「いつもいつも片づけを私にばかり押し付けていいご身分ね」と嫌味をいったり、「私も疲れてるんだからたまには手伝って！」と怒ったように言うのはあまりお勧めできません。批判されたり命令されたりすればだれでも反発したくなります。

それよりも得策なのは自分の心の声を聴き、自分が何で困っているのかその事情を冷静に説明することです。そのために必要なのがマインドフルネスのスキルです。

まずは自分の心の中のイヤな気持ちに気づき、実況中継してみます。

「私も疲れているのにずるいと思った」

「共働きなんだから手伝ってほしい……と考えた」

このように自分の気持ちを客観視できれば一歩引いた視点に立てますから、少し冷静になれます。冷静になったところで作戦開始です。「今、ここ」で自分が何で困っているのか、自分がどう感じているのかを批判がましくなく伝えるのです。ポイントは三つあります。

1「今、ここ」のこと→いつもいつも…などはNG
2自分がどう感じているのか→私も疲れている、手伝ってほしい
3批判がましくいわない、怒りながら言わない

妻「今日は私も仕事が大変だったから疲れているの。私一人であと片づけ大変だわ」
夫「ああ、疲れてるんだね。いいよ、手伝うよ」
こんなふうに会話がつながるといいですね！　しかし残念ながらこう展開するかもしれません。
妻「今日は私も仕事が大変だったから疲れているの。私一人であと片づけ大変だわ」
夫「ふうん……（テレビを見ながら）」

この場合でも本心を言えたことで自分は自分の味方だということが自分の潜在意識に伝わりますから、だまって我慢するよりはだいぶよいといえます。ただ、テレビを見ながら生返事をされたのでは自分の言葉が相手に伝わったかどうかわかりませんね。では、会話の冒頭に一言つけ加えてみたら、どうでしょう。

妻「ねえ、ちょっと聴いてほしいことがあるの」
夫「何だい？」
妻「今日は私も仕事が大変だったから疲れているの。私一人であと片づけ大変だわ」
夫「ああ、疲れてるんだね。いいよ、手伝うよ」

という流れに展開することも考えられます。そこでまだテレビを見ながら生返事をするようなら、さらに強いメッセージや別の決意が必要になるかもしれません。その場合でも批判や怒りに任せての非難などは、お互いの関係をより悪い方向に持って行く危険性があります。

Iメッセージと YOUメッセージ

さらに強いメッセージが必要と思われる場合も、相手を非難・批判する言葉や怒りをぶつけることは避けた方がいいでしょう。

たとえば、「突然の残業」について、考えてみましょう。

「いつもいつも私ばっかかり！」または「突然残業しろって言われても困ります！」などと批判されたり怒りとともに伝えられたりすると、相手も身構えてしまい冷静に話し合うことができずに、エゴとエゴの戦いに突入してしまいます。それよりも自分の心の声を聴き、自分がどう感じているのか、そして何に困っているのかを、批判がましくなく率直に伝えることがコツです。ポイントは先ほどと一緒で三つあります。

1 「今、ここ」のこと↓いつもいつも…などはNG
2 自分がどう感じているのか↓突然だと困ってしまう
3 批判がましく言わない、怒りながら言わない

「今日は子供の迎えがあって突然言われても困るんです」「残業の予定は事前に伝えていただけると助かります」前者をYOUメッセージ、後者をIメッセージといいます。

●YOUメッセージ→主語は相手（YOU＝相手）で、怒りとともに相手を非難・批判・指示・命令する

●Iメッセージ→主語が私（I＝自分）で、自分の事情と心の声を伝える

日本語は主語があいまいですが、文意から主語を加えるとこうなります。

「今日は子供の迎えがあって（私は）困るんです」

「残業の予定は事前に伝えていただけると（私は）助かります」

これがIメッセージです。

ノーが言えないのはなぜ？

本当はノーが言えない時、心の中で渦巻いているのは「嫌われたくない・批判されたくない」という恐れの気持ちです。それは自己肯定感の弱さが原因であり、さらに言えば子供のころに批判されたり馬鹿にされたり怒られたりした時のつらい記憶の影響です。


「わがままを言うな！」

「おねえちゃんなんだから我慢しなさい」

「それくらいのことができないのか？」

「なんでそんなことをしたの！」

「ドジだなあ」


言葉によって、また時にはしかめ顔や舌打ちなどの言葉によらない行動によって批判された時のつらさは、覚えていなくても、潜在意識にはちゃんと残っていて、いざ行動しようとした時に私たちを縛り続けます。

遊びたいのに我慢してお手伝いをしたのは、叱られたくなかったからです。遊びたいという本心に逆らって行動しているうちに「自分の欲求は大切ではない」と、さらには

「自分なんて大切ではない」という破壊的なメッセージが潜在意識に書き込まれて、大人になったのちも私たちの行動を縛ります。

ホントはイヤなのに、ついノーが言えずに不満やイライラ、怒りなど気持ちが渦巻いている時に、リアルタイムにマインドフルネスで客観視できると、不満やイライラ、怒りが軽減されてその奥にある不安や恐れが観えることがあります。

ああ、ノーが言えないのは批判されたくないからだなあ……。この気づきまでも客観視できた時に、子供のころから続いている不安や恐れもまた軽減されていきます。そして「あれ？　断ったらダメだと思ってたけど、もしかしたら思い込みかもしれないなあ……」とふと思えたりもします。この時がチャンスですので、思い切って断ってみましょう。

絶対無理と思っていたこと、先ほどの例で言えば、

「終業時間まぎわの突然の残業依頼→１００」のような場合も、いったんマインドフルに客観視し、冷静になってみると「あれ？　業務命令だから断れないと思っていたけど、断ったからといって首になるわけでもないし、私今日は絶対行きたいところがあるし……」と別の判断ができるかもしれません。

「すみません。今日は子供を保育所に迎えに行かなくてはいけないので、だれかほかの人にお願いできませんか？」

「ああ、じゃあBさんにたのむからいいよ」

と、思ったよりも簡単に断ることができるかもしれません。

「すみません。今日は子供を保育所に迎えに行かなくてはいけないので、だれかほかの人にお願いできませんか？」

「他にはだれもいないんだよ。僕一人だと今日中に終わらなくてお客様に迷惑をかけちゃうんだ。たのむよ」

という流れも予想されます。たとえそうなったとしても、本心を言えたことで「自分だけは自分の味方だ」ということが自分の潜在意識に伝わりますから、だまって我慢するよりはずっとよいのです。

どうしても断れない時のマインドフルネス的心得

ホントはイヤなんだけれど、どうしてもやらざるを得ないという時はどうすればいいでしょう？　これはよくいただく質問です。そんな時もマインドフルネスがヒントをくれます。

その仕事、ホントはイヤなんだけど……と思っている時

（1）イヤイヤやる→マインド［レス］ネス

（2）たのまれてもいないけど忖度してやる

（3）イヤなので断る

（4）気持ちを切り替えて（積極的に・楽しんで）やる

この中で自己肯定感を弱めるのは（1）と（2）ですね。本心と違う行動をするわけですから「自分（の本心）なんか大切ではない」というメッセージが潜在意識の自己肯定感を損ないます。

（2）は、たとえば本を読んでいる時にパートナーが掃除を始めた、とか、自分は仕

事が終わって早く帰りたいけどみんなまだ残業している、といった状況を想定するとわかりやすいかと思います。しぶしぶ手伝っても心の中の不満や恨みは相手に伝わりますので、感謝も信頼もされません。せっかく手伝ったのにかえって罪悪感を感じさせたり嫌われたりする危険もあります。

そもそもたのまれもしないのに忖度して手伝うのは「嫌われたくない」という自己肯定感の弱さが原因です。さらに潜在意識に「あるがままの自分では肯定されない」というメッセージを上書きしてしまいますから、ますます自分が嫌いになるでしょう。

（3）は自分の心に正直になっています。結果はどうあれ、自分だけは自分の味方という立場ですから自己肯定感は保たれます。ただし、断る時に怒りに任せてYOUメッセージで断ると、反発されて自己肯定感を弱める危険性があることはさきほど解説しました。

では（4）の「気持ちを切り替えて（積極的に・楽しんで）やる」についてはどうでしょう？　気持ちを切り替える前に、「自分はこの仕事、本当はやりたくないんだけどなあ」というマインドフルな気づきが必要です。その気づきがあればすでに「イヤだな」が客観視されて緩和されています。ネガティブ感情が緩和されていますので「せっかくやるんだから、ここはひとつ思い切って積極的に楽しんでやろう」と考えることも可能ですし、マインドフルネスが起動した時点ですでにそのような気分になっている可能性もあります。

マインドフルネスが起動した結果、ホントはイヤだったことが積極的に楽しんでやることに変化してしまいました。すでにイヤなことではないのですから、本心に逆らう行動ではなくなり、「やりたいことをやる」に変っています。自己肯定感が下がる心配はありません。もはや不満や恨みもありませんから、手伝ってもらった人からは素直に感謝され、信頼されるでしょう。そんな自分を好きになって自己肯定感は逆に強化されるという仕組みです。

イヤな仕事をやらざるを得ない時はマインドフルネスを使って気持ちを切り替えて（積極的に・楽しんで）やりましょう。

第11章

傾聴＝大切な人が困っていたらできること

withコロナの世界で私が傾聴を勧めるわけ

ここまでは慈悲の瞑想のうち第一段落の「私の幸せ」を実現する具体的な方法でした。私の幸せが実現したら次は「私の親しい人の幸せ」です。この章では困っているだれかを効果的に助けるスキルである傾聴について解説します。

カウンセラーさんが傾聴する時、傾聴されたクライアントさん（相談者さん）には聴いてもらったことでこんな素晴らしいことが起こります。

☆心が「今、ここ」につながりマインドフルとなる
☆冷静になりほっと一息つける
☆悩みが解決する素晴らしい知恵がわく
☆自己肯定感が強化される
☆傾聴してくれた人との信頼関係が増す

そして傾聴を学び実践することで、あなたにもこんな素晴らしい効果が期待できます。

☆聴いてあげた人に信頼され人間関係が改善する
☆あなた自身の自己肯定感も強化される
☆あなたのマインドフルネスが強化される

傾聴とかカウンセラーなどと聞くと難しくて専門の勉強をしないと無理と敬遠される方もおられると思います。私は傾聴をこのように定義しています。

「傾聴とは理解したいと願って話の腰を折らず、否定したりアドバイスしたりせずに最後まで相手の言葉に耳を傾けること」

専門の勉強をしなくても、理解したいと願って話の腰を折らず、否定したりアドバイスしたりせずに最後まで相手の言葉に耳を傾けることなら、できそうだと思いませんか？

だれもがこのコロナ禍で恐怖と怒りに苦しんでいます。あなたの大切な人が悩んでいる時に傾聴してあげることができれば、悩んでいる人もあなたも救われるのです。

アドバイスが有効な時、無効な時

〈悩みがあって友達に相談した〉という状況を考えてみてください。


（例1）

「……ねえ、この列の平均を出したい時ってどうするんだっけ？」

「AVERAGEっていう関数を使うといいよ。ええとね、ここからここまでを……」

「なるほど！」


（例2）

「係長はいつも突然、残業してくれっていうのよ。困るわ〜」

「はっきりできませんって言えばいいよ」

「う〜ん、まあそうなんだけどね……」

男性は具体的な解決策を提示したがるが女性は話を聴いてもらいたいだけ、そういうことはよくあるようです。（例1）のように解決策がはっきりしていてそれが聞きたい時はアドバイスしてもいいのですが、（例2）のように心の中の悩みを打ち明けたい時、得てして解決策をアドバイスしてもうまく行きません。「できない」と言えるくらいなら最初から愚痴なんか言わないのです。こういう時はアドバイスの効果がないことが多いのです。

ここで相談（愚痴）を言っている本人に必要なのは、自分がイヤだと思っていることをリアルタイムに客観視してネガティブ感情を癒すことです。しかし、「客観視が足りないから（マインドフルネスが足りないから）うまく行かないんだよ」なんて言われても、それは形を変えたアドバイスですからやはりうまく行かないのです。それよりも、相手を自然に客観視の視点に導き、マインドフルネスを起動した状態にする方法があります。それが傾聴です。

傾聴とはカウンセラーの基本的な技術で、「相手を理解したいと願い、批判やアドバイスをせずに耳を傾けて聴くこと」です。時々混同されるのですが、聴き手がめざすことはまずは理解であって、共感ではありません。共感しなくてはと思うと、とたんにハードルが高くなり、できなくなってしまいます。

（例2）の場合で考えてみましょう。

「係長はいつも突然、残業してくれって言うのよ。困るわ～」

（彼女の愚痴を聞いて傾聴スタートです。）

「突然だと困るんだね」

「今日だってそれで保育所に太郎を迎えに行くのが遅くなったのよ！」

「太郎を迎えに行くのが遅れるので困るんだ」

「そう！　保育園の保育士さんたちに迷惑になるし、それに」

「それに？」

（最初に理解したことは、「係長が突然残業を命じるので困っている」ということだけです。その理解を相手に伝えます。すると、自分の話を聴いてちゃんと理解してくれたこと、批判やアドバイスなどせずに聴いてくれそうだと安心して、少しずつ心の中の本音を話し始めます。）

「遅れるって電話しにくいのよ」

「電話しにくいんだ」

「そう。別にイヤミ言われたりするわけじゃないんだけどね」

「イヤミ言われないんだけど」

「うん。心の中では〝困るな〟って思ってるなって」

「なるほど」

「迎えに行く時に保育士さん、笑顔なんだけどね、やっぱり疲れた表情してるような気がして。迷惑かけちゃったなって」

「迷惑かけちゃったって思うんだ」

「ホントは迷惑だって、きっと心の中では……（涙）」

「迷惑だって思われるのがつらいんだね」

「うん。聴いてくれてありがとう」


ここまで何一つ問題は解決していません。しかし、話の腰を折らず、アドバイスも批判もせずに最後まで聴いてもらったことで話し手の心は落ち着きます。この時、「迷惑だと思われるのがつらい」という自分の心を客観視できたから心が落ち着くのです。すなわち、傾聴されることで話し手はマインドフルネスを体験するのです。

傾聴の具体的な手法

さらに、傾聴の具体的な手法を、同じ例を使って紹介します。

「うん。心の中では〝困るな〟って思ってるなって」

「なるほど」

たとえばこの部分では単に「なるほど」と返しています。ずっと黙って聴いていてもいいのですが、聴き手が時々あいづちを入れたりうなずいて見せたりすると、真剣に聴いてくれているなとわかり、話し手は安心してしゃべり続けることができます。

「遅れるって電話しにくいのよ」

「電話しにくいんだ」

このように相手のことばを繰り返す手法を「反射」といいます。実は自分が言ったことを話し手は客観視できていません。それは自分が考えていることを客観視できていないこと（つまりマインド「レス」ネス！）と同じ理屈です。

自分が話した内容を聴き手が繰り返してくれることによって、自分の話した内容を客観視できるのです。そして自分が考えていることがあたかも鏡に写したかのように客観視されます。つまり、マインドフルネスが起動するのです。

傾聴がマインドフルネスを導く

聴き手がアドバイスも批判もせずに傾聴してくれることによって話し手はマインドフルネスへと導かれます。その結果、不安やイライラなどが軽減し、悩んでいたことに正しい光があたります。その時、ふと天啓のように解決策が生まれることもあるのです。

「うん、聴いてくれてありがとう。そうだ！　係長にちゃんと事情を説明しよう」

聴き手はおそらく「係長にちゃんと説明したらどう？」って何度もアドバイスしたくなったことでしょう。しかしたとえ適切なアドバイスでも、最後まで聴いてもらえて心が晴れる前だと逆効果になる危険性もあります。たとえばこんな風に――。

「ちゃんと係長に言ったら？」

「そんなことはわかってるのよ！」

アドバイスは反発を生みます。アドバイスしていいのは傾聴によって話し手がほっと一息ついたあとです。心も穏やかになり、しかも傾聴してくれた相手を信頼できていますから、今ならアドバイスが相手に届くかもしれません。

「うん、聴いてくれてありがとう」

「係長に事情を説明してみたら」

「そうね。明日話してみる」

それでもベストはやはり、傾聴されたことでマインドフルネスに導かれた話し手が自ら解決策を思いつくことです。おそらくその解決策はできたらいいけど無理だなと本人が思っていたことであり、マインドフルネスの光の下で「無理じゃないかも！」と思えるようになったことなのです。

幼いころから嫌われないようにするため自分をしばっていた「わがままを言わない」「人に気に入られるように頑張る」などの制限を解き放ち、自己肯定感を強化するきっかけになるかもしれません。

慈悲の瞑想の各段落の最後の文章をもういちど書いておきます。

「（私に）悟りの光が現れますように」

悟りの光はマインドフルネスによって現れます。

傾聴で磨かれるマインドフルネス

最初は傾聴しようとしていても、男はすぐに解決策をアドバイスしたくなります。私もそうです。「ちゃんと係長に言ったら？」って、ついアドバイスしそうになったら、その時は自分のマインドフルネスを磨くチャンスです。マインドフルネス３秒ルールを使って「アドバイスしたくなった」と心の中で実況してすぐに傾聴に戻ります。

つまり、傾聴しているとアドバイスしたくなる→そこを気づいてマインドフルネスの練習に活用するのです。

ただし、マインドフルネスが来るかな？　アドバイスしたくなってないかな？　と自分の心を覗き見るのはやめましょう。傾聴する時は１００％話し手の言葉に注意を向けておくことが大前提ですから。あくまでも注意がそれてしまったことに気づいた時にマインドフルネスのチャンスが来るということです。

傾聴は愛の行為

私たちは子供のころからきちんと話を聴いてもらえませんでした。


「今日学校でね……」

「忙しいから後でね」

「……」


「今日はやりたくないなあ～」

「馬鹿なこと言ってないでさっさとやりなさい！」

「は～い……」


「太郎が私のおもちゃとった」

「おねえちゃんなんだから我慢しな！」

「うえ～～ん！」

「先生、それは違うと思います」

「だまりなさい！」

「え～～～！」

私たちはびっくりするほど話を聴いてもらえませんでした。そんな時に、さみしい気持ちになったりイライラしたり、また恨みに思ったりもしました。そして「自分の話なんて耳を傾けて聴くほどの価値はないんだ」と思い、それは「自分には価値がない」という破壊的なメッセージとなって潜在意識に蓄積します。

一度や二度ならそんなにダメージを負わないかもしれません。しかしこんな体験が度重なると「自分には価値がないんだ！」と思い込み、自己肯定感が弱くなってしまいます。

私たちの話を聴かず、私たちの自己肯定感を弱くした親たち、先生たち、大人たちを責めるのは簡単ですが無益です。さらに自分たちが大人になり、教師になり、親になった今、子供たちの話に耳を傾けて聴くことがどれだけ難しいかわかります。
私たちの話を聴けなかった大人たちもまた、その親、教師、大人たちに同様に扱われて来ました。だから話を聴けない大人に育ったのです。そしてもしも私たちが私たちの子供・生徒・後輩の話を傾聴できないならば？　その人たちの自己肯定感もまた弱くなって行くでしょう。このようにして自己肯定感の弱さは世代間連鎖して行きます。だとすると、人類は未来永劫、自己肯定感の弱さから立ち直ることはできないのでしょうか……？

とてもいいニュースがあります！　自己肯定感の弱さの世代間連鎖をあなたが今、ここで絶つことが可能です。話し手の言葉に耳を傾けて傾聴することはとても難しいことです。時間と、根気と、そして興味がなければ難しいでしょう。それは愛があるからこそできることなのです。

では、相手に愛情を感じなければ傾聴はできないのでしょうか。こいつには愛情を感じられない！　傾聴なんかできない！　そうでしょうか？
一般に「愛を感じる」と言うので私たちは愛が自然にわいて来るもの、と思い込んでいます。もちろん、自然にこみ上げて来る愛もありますが、意図的に愛を発生させることも可能です。

「もう愛を感じないんです！」

「ではもっと愛しなさい」

『7つの習慣』（スティーブン・R・コヴィー著　フランクリン・コヴィー・ジャパン訳　キングベアー出版）の中で最も好きな一節です。ではどうしたら愛することができるのでしょうか？


「愛の反対は憎しみではなくて無関心よ！」これはマザー・テレサの有名な言葉です。そう、愛するためには関心を持てばいいのです。

ところで傾聴とは「相手を理解したいと願って批判やアドバイスをせずに耳を傾けて聴くこと」でした。相手に関心を持ち、理解したいと思って耳を傾けて聴くこと、それがすなわち「愛する」ことなのです。

話の腰を折ったり余計なアドバイスや批判をしたりせず、最後まで話を聴いてもらった時に、話し手は「最後まで話を聴いてもらえた！」と実感し、「自分の話には聞いてもらうだけの価値があった」と思えます。そしてその思いは潜在意識に「あるがままの自分には価値がある！」という強力な暗示となって浸透し、弱かった自己肯定感は少しずつ回復して行くのです。かくして傾聴は愛の行為なのです。

「よし！　今日から話を聴くぞ！」

そう思えましたか？　それは素晴らしいです。しかし、その決意はすぐに忘れてしまい、うっかり話の腰を折ったり余計なアドバイスや批判をしてしまうかもしれません。そんな時、ハッと我に返った時に、つまりマインドフルになった時に軌道を修正すればいいのです。

「課長は現場のことをわかってないんだよ！」

「愚痴言ってないで直接そう言ったら？」

「……」

（しまった！　批判した。軌道修正！）

「課長は現場のことなんかわからないって思うんだね」

「そうさ！　だって……」

といった具合です。いつも「今、ここ」で軌道修正できます。ただしそれにはマインドフルな気づきが必要です。最初はついうっかり話の腰を折ったり批判したり、アドバイスしてしまったりすることもあるでしょう。しかし根底に相手を理解したいという願いがあり、そして継続する意思がある限り、いつかは傾聴がうまくなります。そしてwithコロナの世界を愛と慈悲の世界にと変えることができるでしょう。

最終章

愛と慈悲の世界を実現する

生きとし生けるものを実感するために

〈ドアは左手で開けるべし！〉の節で、ドアを開ける時、中にいる人の幸せを祈るというアイデアを紹介しました。この節では慈悲の瞑想に関してどのような時に応用ができるか考えてみます。

私は通勤にフェリーを使っています。「この船に乗っている人は皆幸せでありますように」と祈るようにしています。バスや電車でも使えるテクニックです。呉越同舟（ごえつどうしゅう）という言葉もあります。同じ船に乗る人はある意味で運命共同体とも言えますね。その昔、中国の話で仲の悪かった呉の国と越の国の人が同じ船に乗りました。嵐が来て転覆しそうになったら普段はいがみ合っていても沈まぬように協力するというお話です。今はコロナという大きな災厄に全世界一丸となって協力して当たる時ですから、ある意味呉越同舟と言えるかもしれませんね。

同じく、バスや電車に乗っている時、一人に絞ってその人の幸せを祈るのもまたパワフルな効果があります。その際、「この人もいろいろと苦労があるんだろうなあ。コロナで大変だろうな。仕事は順調だろうか。ご家族とは仲よく過ごせているのだろうか……」などと想像してみるのも慈しみの心をあと押ししてくれます。

人に会いに行く時には、その人の笑顔を思い浮かべ、幸せでありますようにと祈るようにしています。これから会う人がより親密に感じられますから、不思議と和やかな関係で会話がスタートしたりします。苦手な人、難しい交渉事、謝罪に行く時などにもお勧めです。苦手意識を持ったままでは変な緊張感が相手に伝わり、スタートからぎくしゃくすることもありますね。

散歩やジョギング、通勤途中ですれ違う人に「おはようございます」と挨拶すると、なぜか心うきうきとなりませんか？　恥ずかしくてハードルが高いと思ったら心の中で「あなたの悩み苦しみがなくなるといいですね」とか「お幸せに」などと思いを届けながら歩くのもなかなかいいものです。

自己肯定感が弱い人やストレスを抱えた人は歩きながらネガティブなことをつい考えがちですから、特にこんな時にはぜひお勧めしたいテクニックです。

嫌いな人の幸せを祈るヒント

テレビやネットでとんでもないニュースを見ると批判的な気持ちになることがあります。先日も某有名大学病院の研修医たちが会食して集団感染していたとか。会食は自粛するように言われていたのに、人の命をあずかる医師として……と批判的に報じられていましたし、私も最初は「何てことを……」を思いました。そこでマインドフルネスが起動し3秒ルールで「批判している」と実況します。すると心の平安を取り戻せました。「うっかりしたんだろうなあ」とか「自分だけ断るわけにいかなかったのかも」とか「きっと後悔しているだろうなあ」などと彼らに同情する気持ちがわいて来ましたので「彼らの心にも平安あれ」と祈ることができました。

イヤなニュースやとんでもない人を見て批判や非難をするのは簡単ですが、慈悲の心を持って幸せを祈るには、マインドフルな気づきと意図的な取り組みが必要です。そしてここまで読み進めてくださった読者の方々にもできればそうお願いしたいのです。私たちが恐れと怒りの世界にとどまるか、愛と慈悲の世界に移行できるかは一人ひとりの心の平安にかかっていると思うからです。

ネットやニュースのイヤな人たちの幸せを祈るのはまだ可能ですが、現実の世界で、それも私たちの身近な人で苦手な人の幸せを祈るのはいささか骨が折れます。苦手な上司や何かと干渉して来るご近所さん、そして何よりストレスになるのは愛し合い、信頼し合うはずの家族ではないでしょうか。そしていつもよりも家にいることが多いこの時期、ストレスもまた増大しているのです。

子供が言うことを聞かない。ゲームばかりして勉強をしない。夫は手伝いもせずにダラダラしている。イライラしてばかりいる妻を見て夫もイライラ……。そんな時はそのイライラをまずはマインドフルに客観視です！

「めっちゃイライラしてた」と実況中継して客観視できれば、ちょっとは冷静さを取り戻せます。深呼吸するとか、6つ数えるとか、とりあえずその場を離れるとか、そんなテクニックも繰り出してみましょう。

ほっと一息つくことができましたか？　それはよかったです。では、今までイライラさせられた人の幸せを祈ってみましょう。

「子供が（夫が、妻が、義母が）幸せでありますように！」

子供も（夫も、妻も、義母も）イライラを抱えていたはずです。

「子供の（夫の、妻の、義母の）悩み苦しみがなくなりますように！」

子供（夫、妻、義母）もまた、この事態が一刻も早く終息して、これまでどおりの生活が戻ってくればいいなと思っているはずですね。

「子供の（夫の、妻の、義母の）願い事が叶いますように！」

そして、子供（夫、妻、義母）に悟りの光が現れますように！


（注意）虐待やＤＶをする人からは逃げてください。そういった方たちからの仕打ちを我慢するように勧めているわけではありません。

百匹目の猿

宮崎県の幸島で、ある若い猿が泥の付いた芋を海水で洗って食べていたそうです。それを見たその島の別のサルたちがまねをして洗い始めました。ある時イモを洗うサルが百匹を越えた時に、まったく別の場所にいるサルがイモを洗って食べ出したというお話。離れ小島での猿の行動なんて、そのほかの場所にいる猿には知ることはできないはずなのに不思議ですね。これは百匹目のサル現象と呼ばれています。

マインドフルネスはこれまで仏教の枠組みの中、座禅や瞑想として伝えられて来ました。近年、それもここ数年、仏教の枠組みを超えて、心理療法やグーグルなどの欧米の大企業のメンタルヘルスとして採用されて大ブレークして、日本にも入ってきました。お釈迦様が悟りを開いてからここまで、２６００年かかりました。

私は２０１０年ころからマインドフルネスの指導・情報発信を始めまし

たが、当初は「マインドフルネス？　何それ？」と言われ、出版する時にもマインドフルネスの文字はタイトルには付けることはできませんでした。それがほんの数年で今ではマインドフルネスの本が書店に並び、テレビや雑誌でも紹介され、それなりに認知されるようになってきました。

　この文章を書いているのは２０２０年６月です。マインドフルネスを知っている人、やったことがある人、そして使いこなしている人はどのくらいでしょうか？

　イモを洗うサルが百匹を超えた時に島の外へと広がったように、世界中の人が一気にマインドフルネスを使いこなす日が来るでしょう。そしてそれは今回のコロナショックを乗り切って愛と慈悲の時代を迎えるための切り札になるはずです。

　私はいち早くマインドフルネスを始めた者として、一人でも多くの人にマインドフルネスを知らせたいと思っています。もしかしたらあなたがいわゆる「百匹目のサル」かもしれません。そして世界中にマインドフルネスの愛の世界が広まるのです。

一緒にマインドフルネスで世界を変えませんか？

２０２０年６月　藤井英雄

藤井英雄（ふじいひでお）

1957年　神戸生まれ　鹿児島県在住

鹿児島大学医学部卒業　同大学院博士課程卒業

精神科医　心のトリセツ研究所代表　マインドフルネス瞑想家および指導者

日本キネシオロジー学院顧問

心理学・東洋医学・氣の豊富な知識に加えて、40年の瞑想歴、25年以上のマインドフルネス瞑想の実践を通じ、ネガティブ思考を克服した自らの経験をもとに、マインドフルネスの指導を開始。ブログ、フェイスブック、セミナー、出版を通じて積極的に情報発信している。

☆ブログ

http://ameblo.jp/cocoronotorisetsu/

☆無料メルマガ

「マインドフルネスで 幸せになる！」

https://www.reservestock.jp/subscribe/133399

危機《きき》を乗《の》り越《こえ》える

マインドフルネス

2020年8月21日　初版第1刷

著　者　藤井英雄《ふじいひでお》

発行人　松崎義行

発　行　みらいパブリッシング
〒166-0003 東京都杉並区高円寺南4-26-12 福丸ビル6 F
TEL 03-5913-8611　FAX 03-5913-8011
HP https://miraipub.jp　MAIL info@miraipub.jp

企画協力　Ｊディスカヴァー

編　集　小根山友紀子

ブックデザイン　洪十六

発　売　星雲社（共同出版社・流通責任出版社）
〒112-0005 東京都文京区水道1-3-30
TEL 03-3868-3275　FAX 03-3868-6588

印刷・製本　株式会社上野印刷所

ISBN978-4-434-27857-0 C0011